《药品使用科学监管实用手册》系列丛书

白血病新型治疗药物

风险管理手册

中国药品监督管理研究会药品使用监管研究专业委员会◎组织编写

白银亮◎主编

中国健康传媒集团

中国医药科技出版社

图书在版编目（CIP）数据

白血病新型治疗药物风险管理手册 / 白银亮主编；
中国药品监督管理研究会药品使用监管研究专业委员会组
织编写 . -- 北京：中国医药科技出版社，2025.4.
(《药品使用科学监管实用手册》系列丛书).
ISBN 978-7-5214-5250-1

Ⅰ . R733.705-62

中国国家版本馆 CIP 数据核字第 2025CV9911 号

策划编辑 于海平　　**责任编辑** 曹化雨
美术编辑 陈君杞　　**版式设计** 也　在

出版　**中国健康传媒集团** ｜ 中国医药科技出版社
地址　北京市海淀区文慧园北路甲 22 号
邮编　100082
电话　发行：010-62227427　邮购：010-62236938
网址　www.cmstp.com
规格　787 × 1092 mm $\frac{1}{32}$
印张　9 $\frac{5}{8}$
字数　170 千字
版次　2025 年 4 月第 1 版
印次　2025 年 4 月第 1 次印刷
印刷　北京侨友印刷有限公司
经销　全国各地新华书店
书号　ISBN 978-7-5214-5250-1
定价　**45.00 元**

获取新书信息、投稿、
为图书纠错，请扫码
联系我们。

内容提要

本书为《药品使用科学监管实用手册》系列丛书之一，主要从白血病新型治疗药物的遴选、采购、贮存、临床使用管理，特殊患者使用管理，不良反应等方面阐述药品的信息、风险点、风险因素及管控措施等内容。

本书可供医师、药师和护师参考使用。

丛书编委会

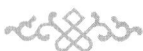

顾　　问　　邵明立　张　伟　时立强

总 主 编　　胡　欣

副总主编　　陈　孝　董　梅　侯锐钢　梁　艳

　　　　　　苏乐群　张　健　赵荣生

编　　委　　（按姓氏笔画排序）

丁玉峰　马培志　马满玲　王亚峰

卞晓岚　白银亮　刘　韶　刘敬弢

安卓玲　孙　红　李　明　李朋梅

李晋奇　杨宏昕　杨建华　吴　晖

吴琼诗　邱　峰　沈　素　张　弋

张　波　张　鹏　张四喜　张亚同

张艳华　陈　喆　林　阳　罗　璨

封宇飞　赵志刚　胡锦芳　姜　玲

聂小燕　高　华　郭　鹏　黄振光

崔一民　葛卫红　董占军　赖伟华

蔡本志　管　燕　肇丽梅

本书编委会

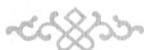

序

新时代，在我国创新驱动战略背景下，新药审评速度加快，新药上市层出不穷，给患者带来更新更快的治疗服务。但是，我国药品监管力量依然薄弱，科学合理审评面临巨大挑战。中国药品监管科学研究是为确保公众用药安全、有效、合理，不断提高公众健康水平而开展的一系列探索所形成的理论，以及手段、标准和方法。党中央、国务院高度重视药品安全，在监管体制改革、法规建设、基础建设等方面采取了一系列有力措施。随着我国经济社会发展步入新的时代，人民生活不断提高，公众对药品安全有效保证的要求不断增长，对药品的合理使用也更加关注。一旦药品安全发生问题，如不能迅速有效的妥善解决，不仅会威胁群众生命安全和社会安全，给群众和社会造成不可挽回的损失，严重时甚至会引发社会的不稳定。广大药师必须牢记保护和促进公众健康的初心和使命，努力建设强大的科学监管体系，同时必须大力推进监管科学发展与进步，进而实现药品科学监管。

目前，中国制药企业众多，中西药产品数目庞大，在中国加强药品使用风险评估与管理十分必要。参考先进国家新药监管经验，追踪国际最新研究动态，促进中国药品监督管理部门与医疗行业从业人员及患者社会之间的协作、沟通、交流，进而建立符合中国实际情况具有中国特色的药品使用风险监测评估管理体系，对于我们医疗从业人员来说，任重而道远。丛书针对以上现状，从药品进入医疗机构中的各环节作为切入点，分别列举各环节药品的风险，提出相应的管理措施，并对已知风险、未知风险和信息缺失内容予以标明，形成一部药品风险管理过程中的实用手册。作为我国药品风险管理相关的第一套按疾病治疗类别分册的专业书籍，以期为药品的临床使用风险管理提供参考依据，减少或避免用药风险，推动药品合理使用，促进医疗资源优化。力争成为医师、药师和护师的日常药品临床使用风险管理的专业口袋书。

医疗机构作为药品使用的最主要的环节，也是药品风险高发的区域，药品管理法对其药事管理提出明确要求，包括"医疗机构应当坚持安全有效、经济合理的用药原则，遵循药品临床应用指导原则、临床诊疗指南和药品说明书等合理用药，对医师处方、用药医嘱的适宜性进行审核。"这就要求药师在药品管理和合理用药指导等方面具有相应的技术能力并有据可依。本丛书按照疾病治疗类别分册介绍，从药品概述，药品遴选、采购与储存环节风险管理，临床使用管理，特殊患者使用管理和用药教育等多方面药品的信息、风险点、风险因素等进行梳理。本丛书旨在为医师、药师和护师提供用药指导和帮助，确保患者安全用药、降低药品风险，实现广大民众健康水平不断提高的崇高目标。在此特别撰文推荐。

谨此。

原国家食品药品监督管理局局长
中国药品监督管理研究会创会会长

2022 年 7 月 28 日于北京

编写说明

　　2017 年 6 月中国国家药监部门加入 ICH，开始加快接受并实施 ICH 相关技术指导原则的步伐。ICH E2 系列指导原则的全面实施，将推动我国制药企业及医疗机构对药物研发、审批与上市后阶段药物安全和药物风险管理（PV）的认识和关注，也使得理解并建立 PV 体系、培养 PV 人才的迫切性和必要性日渐凸显。2019 年新修订《药品管理法》也为药物警戒和药品风险监测提供了法律支撑。药品使用风险管理是一项非常艰辛的工作，药物风险管理评价，用于高风险药物识别、风险来源判断和风险干预，是患者用药安全的根本保障。

　　作为一名几十年工作在一线临床服务的老药师，一直希望在上市药品准入、临床用药风险管控上编写一套管理工具式的实用丛书，以分析及寻找用药发生危险的根本原因，并制定相应的解决问题的措施，能从根本上解决药品使用管理中的突发问题，既可减少医师、药师、护师的个人差错，更能寻找临床治疗冰山之下的风险因素，使同样的问题不再发生，将处于萌芽状态的风险苗头从根源处消灭。

《药品使用科学监管实用手册》系列丛书的出版，为我国临床医师、药师和护师提供了一部临床实用且可操作的指导用书，详细说明了药品在医疗机构使用过程中各环节存在的风险和风险因素并提出相应的管理措施；立意独特创新，编写过程始终坚持人民健康至上；依照现行有关法规编写，基于循证证据、运用质量高、时效性强的文献，保障内容的权威性；根据各类别药品特性编写内容及表现形式，重点提示有风险点的环节；包括更多临床用量大、覆盖率高的药物。

药品使用风险管理是一个新学科，是药物警戒的重要组成部分，是公众用药安全的重要保障，是我国药品科学监管领域的重要课题；药品使用风险管理不是简单的用药指南，也不同于以往的不良反应监测或合理用药的概念，而是涵盖了药品的研究、生产、流通、使用的全部过程，是各阶段互相结合的、宏观的、系统的认知；因此，丛书在新时代编写的意义重大，为保障公众用药的安全，减少伤害，降低医患风险提供强大的专业支撑。丛书设计合理，组织严密，在国家卫健委、国家药监局的指导下，在众多医院药学先锋的探索下，借鉴国际药品风险管理安全目标与实践经验，强化信息技术监管和质量环(PDCA)、品管圈、模式分析、根本原因分析等多种管理学习与应用，医、药、护人员的风险管理能力会逐步提升，全国医院临床药学的整体管理水平也会更上一层楼。

希望未来，我国在药品风险管理体系建设方面再接再厉，逐步提升中国药师价值，也进一步优化药师队伍，持续强化上市后药品风险管理培训，双轮驱动，相辅相成，定能帮助患者及医务人员营造一个更安全的医疗环境。

胡　欣

2022 年 8 月 1 日于北京

前言

　　白血病是一种源于造血干细胞的恶性克隆性疾病，其发病机制复杂，与生物、物理、化学、遗传和其他血液病等多因素有关。白血病的治疗方案历经多年发展，从传统的化疗到靶向治疗、免疫治疗以及细胞疗法等新型治疗手段，不断刷新着医学领域的认识与临床治疗效果。近年来，随着分子生物学和基因组学的进展，新型抗肿瘤药物在白血病的治疗中取得了显著进展。

　　党中央、国务院高度重视抗肿瘤药物管理，通过国家谈判、纳入医保、进口抗癌药税费优惠等多项举措，不断提高抗肿瘤药物可及性，降低肿瘤患者用药负担。国家卫生健康委先后发布《抗肿瘤药物临床应用管理办法（试行）》《抗肿瘤药物临床合理应用管理指标（2021年版）》《新型抗肿瘤药物临床应用指导原则（2024年版）》，以期持续推进抗肿瘤药物使用的规范化管理。

　　小分子酪氨酸激酶抑制剂伊马替尼的问世，开启了白血病的小分子靶向药物治疗时代。白血病新型治疗药物包括酪氨酸激酶抑制剂（如 BCR-ABL 抑制剂、BTK 抑制剂等）、其他蛋白抑制剂（如 BCL2 抑制剂、FLT3/AXL 抑制剂、IDH1 抑制剂、CD20 抑制剂、CD19/CD3 抑制剂等）。除了小分子靶向抑制剂外，CAR-T 细胞疗法也被应用于白血病的生物治疗中。

《白血病新型治疗药物风险管理手册》是中国药品监督管理研究会药品使用监管研究专业委员会《药品使用科学监管实用手册》系列丛书之一，由国内肿瘤治疗领域的医药学专家撰写、审定，内容包括临床常用的白血病新型治疗药物的风险管理、风险防控策略，旨在提高广大医务工作者对药品使用各环节中的风险管理的认知，提供风险管理指导，预防和降低用药风险，保障患者用药安全。

与传统化疗药物、大分子单抗类药物相比，白血病新型治疗药物既有口服制剂，也有注射剂型。其中，口服剂型用药方便，使肿瘤患者居家治疗成为可能，同时也给药物安全合理使用提出了挑战。本书从白血病新型治疗药物全程着眼，从采购、贮存、处方开具、用药交代、特殊患者用药、注意事项、药物相互作用、药学监护等环节进行风险点梳理，并提出风险点预防策略，以期保障白血病新型治疗药物的临床安全使用。

需要说明的是，白血病新型治疗药物的靶点丰富，涉及多种药理机制，适应证不断更迭，本书仅收录目前新上市且普及性强的主要药物，部分药物机制仅有单一药物或在临床使用中尚未形成规模者，限于手册容量，尚未收录；此外，由于部分药物专利期已过，目前除原研生产厂家外，还存在其他国内药企生产的同通用名的仿制药品，本书同通用名下的药品风险管理信息以原研药为准。仿制药品在实际应用中，应参考包括说明书在内的风险管理文献资料，本书收录的药品见附录一。

希望通过本书的撰写、出版，提升医务工作者对白血病新型治疗药物的用药管理的认识。同时，更希望本书能够抛砖引玉，推动医务人员在临床工作中，践行用药风险管理预防策略，使其逐步规范化、个体化。

编　者

2025 年 1 月

目录

第一章

药品概述

药品遴选、采购与贮存环节风险管理

临床使用环节风险管理

附录

第一章

药品概述

白血病是一类造血干细胞恶性克隆性疾病。其特征是"不正常的白细胞"（即白血病细胞）因为增殖失控、分化障碍、凋亡受阻等机制在骨髓和其他造血组织中大量增殖累积，并浸润其他非造血组织和器官，同时抑制正常造血功能。白血病的发病机制复杂，涉及多因素的交互作用，包括遗传易感性、环境因素、病毒感染等。按细胞分化成熟程度和自然病程可分为急性白血病（AL）和慢性白血病（CL）两类。按照主要受累的细胞系列可分为淋巴细胞白血病和非淋巴细胞（髓细胞）白血病。AL分为急性淋巴细胞白血病（ALL）和急性髓系白血病（AML）。CL分为慢性髓系白血病（CML）、慢性淋巴细胞白血病（CLL）及少见类型的白血病如毛细胞白血病等。这些疾病的发病率和死亡率均较高，是严重危害人类健康的重大疾病。

近年来，随着对白血病病理机制认识的深入，新型治疗药物应运而生。这些药物通过靶向特定的分子或信号通路，能够精确作用于白血病细胞，从而有效抑制肿瘤生长并减少对正常细胞的损伤。相比传统化疗药物，白血病新型治疗药物具有更高的靶向性和相对较低的副作用，已经成为白血病治疗中的重要选择。目前，已有多种白血病新型治疗药物在国内外上市，并且大量临床研究仍在进行中。随着研究的深入，未来这些药物的应用策略将不断优化，疗效和安全性的临床数据也会更加丰富，为患者提供更多个性化、精准化的治疗方案。本章将概述这些药物的基本信息、靶点及作用机制，并探讨其风险管理策略。

第一节　国内已上市药品概述

目前，国内已上市的白血病新型治疗药物涵盖了多个治疗靶点和作用机制，主要包括小分子靶向药物、单克隆抗体及 CAR-T 细胞疗法等，剂型包括片剂、胶囊剂、注射剂等，给药途径多为口服或静脉输注。截至 2024 年 9 月，国内已有 21 个白血病新型治疗药物上市，其中进口药品 14 个，国产药品 10 个。包括 7 个 BCR-ABL 抑制剂，4 个 BTK 抑制剂，1 个 BCL-2 抑制剂，1 个 FLT3/AXL 抑制剂，1 个 IDH1 抑制剂，3 个抗 CD20 单抗，1 个抗 CD19/CD3 双抗，3 个 CAR-T 药物。这些药物在临床治疗中为多种类型的白血病患者提供了有效的治疗选择。白血病新型治疗药物的国内上市药品信息见表 1-1。

表 1-1　白血病新型治疗药物国内上市药品信息

通用名	商品名	生产厂家	上市时间	批准文号	规格	剂型	作用靶点
甲磺酸伊马替尼片	格列卫	Novartis Pharma Produktions GmbH	2002 年 4 月	HJ20150112	0.1g	片剂	一代 BCR-ABL
尼洛替尼片	达希纳	Novartis Pharma Stein AG	2009 年 7 月	H20140334	50mg,150mg, 200mg	片剂	二代 BCR-ABL
达沙替尼片	施达赛	Patheon Inc.	2011 年 9 月	HJ20160432	20mg, 50mg,70mg, 100mg	片剂	二代 BCR-ABL
甲磺酸氟马替尼片	豪森昕福	江苏豪森药业集团有限公司	2019 年 11 月	H20190032	0.1g, 0.2g	片剂	二代 BCR-ABL
奥雷巴替尼片	耐立克	江苏亚泰药业有限公司	2021 年 12 月	H20210048	10mg	片剂	三代 BCR-ABL
博舒替尼片	Bosulif	Pfizer Inc.	2023 年 6 月（中国香港）	/	100mg,400mg, 500mg	片剂	二代 BCR-ABL

通用名	商品名	生产厂家	上市时间	批准文号	规格	剂型	作用靶点
泊那替尼片	Iclusig	武田／大冢制药	2024 年 9 月	HJ20240090	10mg，15mg，30mg，45mg	片剂	三代 BCR-ABL
伊布替尼胶囊	亿珂	Catalent CTS LLC	2017 年 8 月	HJ20181066	140mg	胶囊剂	BTK
泽布替尼胶囊	百悦泽	百济神州（苏州）生物科技有限公司	2020 年 6 月	H20200005	80mg	胶囊剂	BTK
奥布替尼片	宜诺凯	无锡合全药业有限公司	2020 年 12 月	H20200016	50mg	片剂	BTK
阿可替尼胶囊	康可期	AstraZeneca AB	2023 年 3 月	HJ20233138	100mg	胶囊剂	BTK
维奈克拉片	唯可来	AbbVie Ireland NL B.V.	2020 年 12 月	HJ20200054	10mg，50mg，100mg	片剂	BCL-2
富马酸吉瑞替尼片	适加坦	Astellas Pharma Inc.	2021 年 1 月	HJ20210009	40mg	片剂	FLT3/AXL

续表

通用名	商品名	生产厂家	上市时间	批准文号	规格	剂型	作用靶点
艾伏尼布片	拓舒沃	Patheon Inc.	2022 年 2 月	HJ20220002	250mg	片剂	IDH1
利妥昔单抗（静脉制剂）	美罗华	Roche Diagnostics GmbH/ 罗氏	2000 年 4 月	S20170002	100mg/10ml，500mg/50ml	注射液（静脉注射）	CD20
利妥昔单抗（皮下制剂）	MabThera	F. Hoffmann–La Roche AG/ 罗氏	2024 年 4 月	SJ20240013	1400mg/11.7ml	注射液（皮下注射）	CD20
奥妥珠单抗注射液	佳罗华	Roche Diagnostics GmbH/ 罗氏	2021 年 6 月	SJ20210018	每瓶 1000mg（40ml）	注射液	CD20
注射用贝林妥欧单抗	倍利妥	Amgen Technology (Ireland) Unlimited Company	2021 年 8 月	SJ20200026	每瓶 35μg	注射液	CD19/CD3
阿基仑赛注射液	奕凯达	复星凯特	2021 年 6 月	S20210019	每袋体积约为68ml，含给药目标剂量为2.0×10^6 个抗 CD19 CAR-T 细胞 /kg 体重	注射液	CAR–T 细胞靶向 CD19

通用名	商品名	生产厂家	上市时间	批准文号	规格	剂型	作用靶点
瑞基奥仑赛注射液	倍诺达	苏州药明巨诺生物科技有限公司	2021 年 9 月	S20210035	每支体积约为 5ml，含不低于 25×10^6 CAR-T 细胞	注射液	CAR-T 细胞靶点 CD19
泽沃基奥仑赛注射液	赛恺泽	上海科济制药有限公司	2024 年 2 月	S20240006	目标剂量为 1.5×10^6 CAR-BCMA 阳性 T 细胞/剂量，以每袋 10~20ml 分装至 1 袋或均分至若干袋，每袋实际分装体积在标示体积基础上增加 2.0ml	注射液	CAR-T 细胞靶向 BCMA

第二节　白血病新型治疗药物的靶点与作用机制

　　白血病新型治疗药物的作用机制与其特定的靶点密切相关，通过靶向肿瘤细胞的关键分子或信号通路来达到治疗效果。这些靶点包括 BCL-2、BCR-ABL、BTK 等，它们在肿瘤细胞的生长和存活过程中起重要作用。

一、BCR-ABL 酪氨酸激酶抑制剂

　　BCR-ABL 酪氨酸激酶抑制剂是一类专门针对由 BCR-ABL 融合基因引起的异常酪氨酸激酶活性的药物。BCR-ABL 是一种融合蛋白，它在某些类型的白血病细胞中被发现，尤其是在 CML 的慢性期和 ALL 中。这种融合蛋白的形成是由于 t（9；22）（q34；q11）染色体易位，导致 BCR 基因与 ABL 基因融合，形成了 BCR-ABL 融合基因。BCR-ABL 融合蛋白具有异常增强的酪氨酸激酶活性，导致细胞信号传导紊乱，进而促进细胞增殖和存活，成为 CML 等疾病的关键驱动因素。BCR-ABL 酪氨酸激酶抑制剂通过抑制这种异常的激酶活性，阻止肿瘤细胞的增殖，从而

用于治疗相关疾病。

达沙替尼、伊马替尼等均为 BCR-ABL 抑制剂，通过与 BCR-ABL 融合蛋白结合，抑制其酪氨酸激酶活性，阻止 CML 和 ALL 细胞增殖，延缓疾病进展。其中，第三代抑制剂泊那替尼和奥雷巴替尼对 BCR-ABL 及含 T315I 突变在内的多种突变体有显著抑制作用，可克服第一代和第二代抑制剂的耐药问题。

二、BTK 抑制剂

布鲁顿酪氨酸激酶（BTK）是 B 细胞抗原受体（BCR）信号通路中的关键激酶，广泛存在于 B 细胞和髓系细胞中，对 B 细胞的生长、发育和增殖起到重要作用。BTK 异常激活可导致 BCR 信号通路过度活跃，从而引发非霍奇金 B 细胞淋巴瘤和 CLL 等疾病。BTK 抑制剂通过与 BTK 的活性位点结合，阻断 BCR 信号传导，抑制肿瘤细胞的生长和存活。

伊布替尼是第一代 BTK 抑制剂，能够不可逆地与 BTK 的 C481 位点结合，抑制 BTK 的激酶活性，减少 B 细胞的异常增殖。泽布替尼、奥布替尼和阿可替尼均为新一代 BTK 抑制剂，选择性更高，脱靶作用较低，因而副作用较小，适用于治疗 CLL/ 小淋巴细胞淋巴瘤（SLL）及套细胞淋巴瘤。

三、BCL-2 抑制剂

B 淋巴细胞瘤 -2（BCL-2）是抗凋亡蛋白亚家族中的重要一员，具有抑制细胞凋亡的作用，在肿瘤的发生、发展过程中扮演了重要角色。多种血液系统肿瘤表现出抗凋亡蛋白 BCL-2 的过表达。BCL-2 抑制剂通过直接与 BCL-2 蛋白结合，取代并释放促凋亡蛋白 Bim、BAX 等，释放的游离促凋亡蛋白相互作用，启动凋亡级联反应，导致线粒体外膜的通透性改变，并释放细胞色素 C，进一步激活半胱氨酸天冬氨酸蛋白酶（Caspase），导致恶性细胞凋亡。

维奈克拉是全球首个获批的高选择性口服 BCL-2 抑制剂，可靶向特异性地结合于抗凋亡蛋白 BCL-2 的 H3 结构域，从而解除 BCL-2 对促凋亡蛋白的抑制作用，在我国获批用于成人 AML 的治疗。

四、FLT3 抑制剂

FMS 样酪氨酸激酶 3（FLT3）是一种受体酪氨酸激酶，广泛存在于造血干细胞表面，在 AML 细胞中广泛表达。FLT3 基因突变（如 FLT3-ITD 和 FLT3-TKD）会导致激酶的持续激活，进而促进白血病细胞的增殖和存活，增强肿瘤的侵袭性。FLT3 抑制剂通过阻断 FLT3 信号传导通路，抑制肿瘤细胞的增殖和存活，尤其对携带 FLT3-ITD 突变的 AML 患者具有显著疗效。

吉瑞替尼是一种新型的、高选择性的 FLT3 抑制剂，在外源性表达 FLT3 的细胞中［包括 FLT3-ITD 突变、酪氨酸激酶结构域突变（FLT3-TKD, D835Y）及双突变 FLT3-ITD-D835Y］，该药物能够有效抑制 FLT3 受体信号传导及细胞增殖，并在表达 FLT3-ITD 的白血病细胞中诱导细胞凋亡。

五、IDH 抑制剂

IDH（异柠檬酸脱氢酶）是一类重要的代谢酶，包括 IDH1 和 IDH2 两种亚型，分别主要在细胞的细胞质和线粒体中发挥作用。IDH1/2 是人类癌症中最常发生突变的代谢基因，大约 8% 和 12% 的 AML 分别携带 IDH1 或 IDH2 突变。IDH1 基因突变后的 IDH1 酶活性发生改变，导致 2- 羟基戊二酸（2-HG）积累。2-HG 是一种代谢中间产物，其异常积累不仅会抑制正常造血干细胞的分化，还会破坏细胞的正常代谢，进而促进 AML 的发生和进展。IDH 抑制剂通过特异性抑制突变的 IDH 酶活性，减少 2-HG 的积累，恢复正常的代谢和造血干细胞分化。IDH 抑制剂的使用为 IDH 突变相关的 AML 患者提供了一种具有高度靶向性的治疗策略，展示了其在白血病治疗中的潜力和前景。

艾伏尼布是一种高选择性的口服 IDH1 抑制剂，能够有效抑制突变型 IDH1 酶的活性，减少 2-HG 的生成，进而促进 AML 细胞的分化和凋亡。

六、单克隆抗体药物

单克隆抗体通过特异性识别肿瘤细胞表面的特定抗原，直接杀伤肿瘤细胞或通过激活患者的免疫系统攻击肿瘤细胞，在白血病治疗中具有重要作用。通过靶向白血病细胞表面特定的抗原，如 CD20、CD19 等，单克隆抗体不仅能直接抑制肿瘤细胞的增生，还能通过激活抗体依赖性细胞介导的细胞毒性（ADCC）或补体依赖性细胞溶解（CDC）等机制，增强免疫系统对肿瘤细胞的识别与清除，从而提高治疗效果。这些治疗方式为白血病患者提供了更加精准和个性化的治疗选择。

CD20 是一种在 B 细胞表面表达的抗原，是治疗 B 细胞相关疾病的重要靶点。利妥昔单抗作为一种抗 CD20 的单克隆抗体，通过结合 B 细胞表面的 CD20 抗原，激活补体系统和细胞介导的细胞毒性，导致 B 细胞的溶解和死亡，被广泛应用于治疗 B 细胞非霍奇金淋巴瘤和某些类型的白血病，如 CLL。奥妥珠单抗也是一种抗 CD20 单克隆抗体，较利妥昔单抗具有更强的抗肿瘤活性，特别在治疗复发或难治性 CLL 中，通过增强抗体依赖性细胞介导的细胞毒性，展现了显著的疗效。

贝林妥欧单抗是一种创新的双特异性抗体，能够特异性地识别并结合 CD19 阳性的 B 细胞表面以及 T 细胞上的 CD3 受体。这种独特的双特异性结合能力使得 T 细胞能够直接与癌细胞接触，并激发 T 细胞的杀伤作用。贝林妥欧单抗在与 T 细胞结合后，不仅激活了 T 细胞，还促进了 CD69 和 CD25 等激活标志物的表达，同时上调了细胞黏附分子 CD2 的表达，并短暂释放炎症因子，进一步增强了 T 细胞的活化和增殖能力，从而在复发或难治性 CD19 阳性的前体 B 细胞急性淋巴细胞白血病治疗中展现出突破性的疗效。

七、CAR-T 细胞疗法

CAR-T 细胞疗法是一种基于基因工程技术的个性化免疫疗法，患者的 T 细胞经过体外基因改造，使其表达嵌合抗原受体（CAR），能够特异性识别并攻击肿瘤细胞。CAR-T 疗法主要用于治疗复发 / 难治性 B 细胞恶性肿瘤，具有显著疗效。

CD19 是 B 细胞表面的标志分子，阿基仑赛和瑞基奥仑赛均为靶向 CD19 的 CAR-T 细胞产品，通过改造患者的 T 细胞，使其表达特异性识别 CD19 的嵌合抗原受体（CAR），从而杀伤表达 CD19 的 B 细胞肿瘤，适用于治疗复发 / 难治性 B 细胞淋巴瘤。

泽沃基奥仑赛是一种自体 BCMA 靶向的 CAR–T 细胞产品，它是通过慢病毒转导 T 细胞产生的。慢病毒编码的 CAR 包括全人源 BCMA 特异性单链可变片段（scFv）、CD8α 跨膜结构域、人 CD8α 铰链结构域、CD3ζ 激活结构域、4–1 BB 协同刺激结构域，具有较高的结合亲和力和稳定性。

第三节　常见的风险点管理

一、适应证

各药物的适应证需参照国家药品监督管理局（NMPA）批准的说明书。在特殊情况下，如患者出现耐药或标准疗法无效，结合临床实践经验，可适度参考美国 FDA 批准的适应证，确保合理、安全地使用药物。

二、用法用量

各类药物的用法用量需严格遵照国内批准的说

明书实施，对于特殊病例或有超说明书使用需求的患者，可以参考美国 FDA 批准剂量。例如，BTK 抑制剂的剂量需根据患者不良反应、联合用药及肝功能损伤等进行调整，而 CAR-T 细胞产品的输注则需严格遵守专门的剂量指引。

三、配置与输注

大多数白血病新型治疗药物液体制剂未添加防腐剂或抑菌成分，因此在配置时必须严格遵守无菌技术规范，以确保输注系统的无菌和无热原状态。对于具备集中配置条件的医疗机构，可根据实际情况选择由静脉用药调配中心统一配置，或在生物安全柜内完成操作。特别是在配置过程中，对于输液器有特殊要求的药物，包括利妥昔单抗（皮下制剂）、奥妥珠单抗注射液及注射用贝林妥欧单抗，需特别关注其具体要求，详细内容参见表 1-2。

在输注白血病新型治疗药物时，必须严格按照药品说明书中的规定来控制输注速度，从而有效降低输液反应的风险。此外，对于已经开封的药品，应密切关注其使用期限，避免逾期使用，并在必要时及时弃用和妥善处理。由于不同药物的输注时间和具体要求存在差异，因此在实际操作中，应参照各药物的药品说明书来执行，以确保治疗的有效性与安全性。

表 1-2　白血病新型治疗药物配置输液器特殊要求汇总

通用名	配置过程中对输液器的特殊要求
利妥昔单抗（皮下制剂）	装在不含防腐剂、无热原的一次性无菌西林瓶中配置时，需使用无菌针头和注射器制备
奥妥珠单抗注射液	配置时使用含有无菌、无致热原的 0.9% 氯化钠水溶液的 PVC 或非 PVC 聚烯烃输液袋（推荐使用 250ml 的输液袋）
奥妥珠单抗注射液	本品与以下输液系统相容： ① PVC 或非 PVC 制成的输液袋 ②聚氨酯（PUR）或聚乙烯（PE）制成的输液器 ③可选配聚醚砜（PES）输液过滤器或聚碳酸酯（PC）制成的三通旋塞阀输液辅助装置 ④聚醚氨酯（PEU）制成的导管
注射用贝林妥欧单抗	本品与邻苯二甲酸二乙酯（DEHP）不相容，可能形成颗粒并导致溶液浑浊 配置时应使用以下输液设备： ①不含 DEHP 的 PVC 或聚烯烃输液袋 / 泵设备 ②使用乙酸乙烯酯（EVA）制成的输液设备 ③静脉输液管道需选用不含 DEHP 的 PVC 或聚烯烃材质，或采用 EVA 制成的管道

四、特殊患者使用管理

特殊患者群体（包括儿童、老年人、妊娠期及哺乳期妇女、肝肾功能不全患者）在使用白血病新型治疗药物时需格外谨慎，部分药物可能需要调整剂量或在使用时进行更密切的监测。此外，CAR-T 细胞疗法对部分特殊患者的应用仍处于临床探索阶段，应严格根据《中国肿瘤整合诊治指南（CACA）》《医疗机构使用细胞治疗药品质量管理指南》等指南进行。

五、不良反应

白血病新型治疗药物的不良反应与传统治疗药物有所不同，可能影响多个器官系统。常见不良反应包括骨髓抑制、肝功能异常、心脏毒性及免疫相关不良反应。应在治疗前、治疗期间及治疗后进行实验室和体格检查，及时评估和监测患者的器官功能，以便早期发现并及时处理。

六、禁忌证

白血病新型治疗药物对某些人群存在明确的禁忌证，如对药物活性成分或辅料过敏者禁用，部分药物在肝功能或肾功能严重受损的患者中应避免使用。每种药物的禁忌证应严格按照说明书要求进行筛查。

七、药物相互作用

全身性皮质类固醇或其他免疫抑制剂可能会影响白血病新型治疗药物的药效学活性和疗效。对于正在接受免疫治疗的患者，应避免不必要的免疫抑制剂使用，确保疗效的最大化。同时，注意药物间的相互作

用，特别是在多药联合治疗中。白血病新型治疗药物
与其他药物之间的相互作用需要特别注意。例如，伊
布替尼、泽布替尼等 BTK 抑制剂通过 CYP3A4 代谢，
因此使用这些药物时应避免同时给予 CYP3A4 的强效
抑制剂或诱导剂，以免增加药物毒性或降低疗效。

八、贮存与运输

白血病新型治疗药物多为大分子单抗类生物制剂
或小分子靶向药物，部分药物，如 CAR-T 细胞产品，
需超低温储存在气相液氮中。所有药物在运输过程中
应严格遵循冷链管理，以确保药物的稳定性与疗效。
单克隆抗体药物通常要求在 2~8℃冷藏保存，避免冷
冻。口服制剂通常要求在常温下保存，避免阳光直射
和潮湿环境，以确保药物的稳定性。

九、处方权限

根据《抗肿瘤药物临床应用管理办法（试行）》
要求，白血病药物的处方权限应严格控制，医疗机构
应制定分级管理目录，将药物分为普通使用级和限制
使用级，并明确医生的处方权限。对于白血病新型治
疗药物多为靶向蛋白激酶抑制剂和 CAR-T 细胞免疫
治疗药物，这些药物具有特殊性和细胞毒性，存在不

合理使用的风险，需要由专业医师进行监护，纳入限制级管理。该类药物需由副高及以上职称医师经培训获限制使用级处方权。2023 年 9 月，中国医药教育协会发布了《医疗机构高警示药品风险管理规范》，明确了抗肿瘤药物的警示级别：静脉用抗肿瘤药物为 A 级警示，口服药物分为 B 级（传统治疗药物）和 C 级警示（靶向治疗药物）。这一分类有助于医疗机构对白血病新型治疗药物实施精细化风险管理。

十、患者用药教育

药师应对患者进行全面的用药教育，以确保白血病新型治疗药物的安全合理使用。首先，应告知患者所使用药物的名称、作用机制以及适应证，使患者了解治疗的基本信息。同时，需要详细说明药物可能的不良反应，尤其是那些可能延迟发生的不良反应，如骨髓抑制、感染风险等，指导患者进行自我监测并及时报告症状。

在用药期间，药师应强调遵医嘱服药的重要性，患者应严格按照规定的剂量和时间服用药物，避免自行调整剂量或停药。此外，药师应向患者解释每种药物的贮存要求，以确保药物的质量和稳定性不受影响，如部分药物需要冷藏或避光存放。对于需联合用药的患者，药师应告知可能存在的药物相互作用以及如何减少不良反应的发生。例如，避免同时使用CYP3A4 强效抑制剂或诱导剂等。药师还应向患者提供关于健康生活方式的建议，包括营养、锻炼及心理支持等，帮助患者更好地应对治疗过程中的挑战。最后，药师应定期随访患者，解答他们在治疗期间可能遇到的疑问，并根据患者的个体情况提供个性化的用药指导，确保治疗的安全性与有效性。

2

第二章

药品遴选、采购与贮存环节风险管理

《中华人民共和国药品管理法》对医疗机构的药品管理规定：医疗机构购进药品，应当建立并执行进货检查验收制度，验明药品合格证明和其他标识。同时要求医疗机构应当有与所使用药品相适应的场所、设备、仓储设施和卫生环境，制定和执行药品保管制度，采取必要的冷藏、防冻、防潮、防虫、防鼠等措施，保证药品质量。根据《抗肿瘤药物临床应用管理办法（试行）》规定医疗机构应当严格执行《中华人民共和国药品管理法》及其实施条例、《处方管理办法》《医疗机构药事管理规定》《医疗机构处方审核规范》等相关规定及技术规范，加强抗肿瘤药物遴选、采购、储存、处方、调配、临床应用和药物评价的全过程管理。

第一节　药品遴选环节风险管理

《处方管理办法》（2007 年 5 月 1 日起施行）第15 条规定：医疗机构应当根据本机构性质、功能、任务，制定药品处方集。《医疗机构药事管理规定》要求二级及以上医院需成立药事管理与药物治疗学委员会，负责建立药品遴选制度，制定本机构《处方集》和《基本用药供应目录》。

医疗机构应建立科学的药品遴选与评估制度，根据本机构白血病诊疗需求制订药品供应目录。药品供应目录实行动态管理、定期调整，以确保药品的品种结构合理，保障患者接受安全、有效、经济、适宜的药物治疗。

据本机构白血病诊疗需求制订药品供应目录。药品供应目录实行动态管理、定期调整，以确保药品的品种结构合理，保障患者接受安全、有效、经济、适宜的药物治疗。

药品遴选应当以临床需求为目标，鼓励优先选用国家基本药物目录、国家基本医疗保险药品目录中收录、国家集中谈判或招标采购，以及国家卫生健康委公布的诊疗规范、临床诊疗指南、临床路径涉及的药品。医疗机构应利用科学完善的评价指标体系及评价方法，对待遴选药品进行多维度综合评价。

第二节　采购入库环节风险管理

一、常规采购

医疗机构白血病治疗药物应当由药学部门统一采购供应。医疗机构应建立从药品采购、验收、入库到患者用药的全流程管理，确保患者用药安全。严格落实药品采购入库验收等相关管理制度。在日常工作中，应重视采购人员、入库验收人员专业能力的培养，规范购进渠道，避免入库差错。

二、药品临时采购

为保证患者临床治疗需求，在医院临床药品供应目录内没有可以替代的药品时，临床医师可申请采购临时用药。根据《长三角基于药品快速评估的新型抗肿瘤药物临时采购专家共识》，白血病新型治疗药物的临时采购可参考以下管理措施：采购需符合各省药品集中采购管理要求，并通过指定平台进行，确保合规性和透明度。每次采购仅限单人单疗程，且多疗程患者需逐疗程申请，避免浪费并确保用药的合理性。申请时需附患者病情摘要及临床循证依据，以确保采购决策的科学性。临床医师与药师应持续监测药物的疗效、安全性和经济性，并在出现不良反应或疗效不佳时及时调整方案。此外，可建立药物临床用药后评估机制，反馈评估结果，以优化采购决策并形成全程闭环管理。通过这些措施，可以有效降低临时采购风险，确保患者安全并提升药事管理水平。

三、厂家与规格

本书收录的白血病新型治疗药物以原研药物为主，临床应用时间较长的药物，多数已过药物专利期，市场上同时有原研药物及仿制药物供应，应特别注意同一通用名不同厂家药物的规格及使用方法，用药前应注意阅读药品说明书，白血病新型治疗药物生产厂家、规格及剂型见表1-1。

第三节 贮存环节风险管理

一、药品贮存

《医疗机构药品监督管理办法（试行）》规定：医疗机构应当有专用的场所和设施、设备储存药品。药品的存放应当符合药品说明书标明的条件。医疗机构储存药品，应当按照药品属性和类别分库、分区、分垛存放，并实行色标管理。本文收录的白血病新型治疗药物包括大分子单抗类、小分子靶向药物和细胞免疫治疗药物，均有着各自特定的储存要求。药品的存放应当严格遵守药品说明书标明的条件。例如，细胞免疫治疗药物中的CAR-T细胞产品，如阿基仑赛注射液、瑞基奥仑赛注射液和泽沃基奥仑赛注射液等，均需超低温储存在液氮气相中，分别在低于-150℃、-130℃或以下以及-150℃或以下的温度中保存，以确保细胞的活性和药物的疗效。对于大分子单抗类药物，如利妥昔单抗（静脉制剂）、利妥昔单抗（皮下制剂）、奥妥珠单抗注射液及注射用贝林妥欧单抗等，它们通常需要在 2~8℃的冷藏条件下避光保存，以避免冷冻导致的药物变性。此外，口服制剂如维奈克拉片、伊布替尼胶囊等，则一般要求在常温下保存，同时需要避免阳光直射和潮湿环境。在运输过程中，所有需特殊保存条件的药物应遵循相应的冷链管理要求，以保证其质量和疗效。

二、在架管理

药品在架管理应注意药品的摆放及标识管理，应根据药品特性及临床应用，确定合理的货位，最大限度避免药品调剂差错。白血病新型治疗药物的在架管理主要涉及易混淆药品及高警示药品的管理。

易混淆药品指药名相似、一品多规、包装相似或其他因素导致混淆的药品。白血病新型治疗药物中通用名"听似"药品较多，应分开放置，避免并列排放。对于听似、看似、多规、多剂型的易混淆药品采取统一的标识进行提示。

高警示药品指一旦使用不当发生用药错误，会对患者造成严重伤害甚至危及其生命的药品。本书所涉药品均属于高警示药品，其储存和管理应注意以下几个方面。①标识管理：根据高警示药品分级建立专用标识、药品标签及警示语。②储存管理：根据高警示药品分级，对于风险程度较高的进行专区或专柜存放，专人管理，不应与其他药品混合存放并对相似药品进行物理隔离和标注。③账目管理：专人负责账目管理，严格履行清点、交接规程，保证账物相符。

三、有效期

根据《中华人民共和国药品管理法》，药品超过有效期，则不能继续销售、使用，否则按劣药处理。根据《医疗机构药品监督管理办法（试行）》，医疗机构应当建立药品效期管理制度。药品发放应当遵循"近效期先出"的原则。

对于整包装发放的药品，如瓶装药品一旦开封，其有效期缩短，应在用药交代时嘱咐患者注意保存环境并及时使用，以避免因保存不当导致的药品失效。对于需要配置后使用的药品，应在规定时间内配置并使用，避免药效降低；具有集中配置条件的医疗机构可根据具体情况由静脉用药调配中心集中配置或生物安全柜内配置。白血病新型治疗药物的性状、储存条件、有效期见表2–1。

表2–1　白血病新型治疗药物性状、储存条件、有效期

通用名	性状	储存条件	有效期
甲磺酸伊马替尼片	深黄色至棕黄色双凸的薄膜衣片	30℃以下保存	36个月

续表

通用名	性状	储存条件	有效期
尼洛替尼片	白色至黄色粉末	室温25℃以下保存	36个月
达沙替尼片	白色至类白色薄膜衣片	30℃以下保存	36个月
甲磺酸氟马替尼片	薄膜衣片，除去包衣后显白色至淡黄色	密闭，在30℃以下保存	36个月
奥雷巴替尼片	白色或类白色圆形片	遮光，密封，不超过25℃保存	24个月
博舒替尼片	椭圆形，双凸，薄膜衣片剂	15~30℃保存	36个月
泊那替尼片	圆形、白色薄膜衣片	密封，15~30℃保存	36个月
伊布替尼胶囊	白色不透明硬明胶胶囊，内容物为白色或类白色粉末	30℃以下保存	36个月
泽布替尼胶囊	白色至类白色硬胶囊，内容物为白色至类白色粉末	密封，30℃以下保存	36个月
奥布替尼片	白色或类白色片	遮光，密封，30℃以下保存	18个月
阿可替尼胶囊	硬胶囊，带蓝色不透明胶囊帽和黄色不透明胶囊体，内容物为白色至黄色颗粒和粉末	不超过30℃保存	36个月

通用名	性状	储存条件	有效期
维奈克拉片	浅黄色双面凸起的圆形/椭圆形薄膜衣片	不超过30℃避光	10mg、50mg：24个月 100mg：36个月
富马酸吉瑞替尼片	薄膜衣片，除去包衣后显淡黄色	避光，密封，25℃以下保存	48个月
艾伏尼布片	蓝色椭圆形片	密封，不超过25℃保存	48个月
利妥昔单抗（静脉制剂）	澄清至乳光，无色至淡黄色液体	瓶装制剂保存在2~8℃。未稀释的瓶装制剂应避光保存。配置好的本品注射液在室温下保持稳定12h	36个月
利妥昔单抗（皮下制剂）	无色至淡黄色，澄清至乳光溶液	在2~8℃冰箱内保存西林瓶。置于原包装中避光贮存	36个月
奥妥珠单抗注射液	透明、无色至略带褐色的溶液	于2~8℃避光贮存和运输，不得冷冻，请勿振摇。将瓶装制剂留存在外包装箱中避光保存	36个月
注射用贝林妥欧单抗	无菌、不含防腐剂的白色至近白色冻干饼状物。静脉输注稳定液为无菌、不含防腐剂的无色至浅黄色、澄清液体	使用前，将含有本品冻干粉的西林瓶和静脉输注溶液稳定剂的西林瓶置于原包装中，2~8℃避光贮存。请勿冷冻	60个月

通用名	性状	储存条件	有效期
阿基仑赛注射液	冻存于产品袋中的细胞混悬液，复融后为白色至红色的细胞混悬液	储存在液氮气相中（＜−150℃）。复融后的产品不能再次冻存	本品在气相液氮中（＜−150℃）的有效期暂定为2个月，复融后可在20~25℃条件下保存3h
瑞基奥仑赛注射液	冻存于冻存管中的细胞混悬液，复融后为白色至淡黄色，半透明或不透明的细胞混悬液	储存在−130℃或以下的气相液氮中	6个月
泽沃基奥仑赛注射液	冻存的细胞混悬液，复苏后为无色至淡黄色或淡红色，轻微不透明至不透明细胞悬液	本品在气相液氮条件下（≤−150℃）保存及运输	12个月

3

第三章
临床使用环节
风险管理

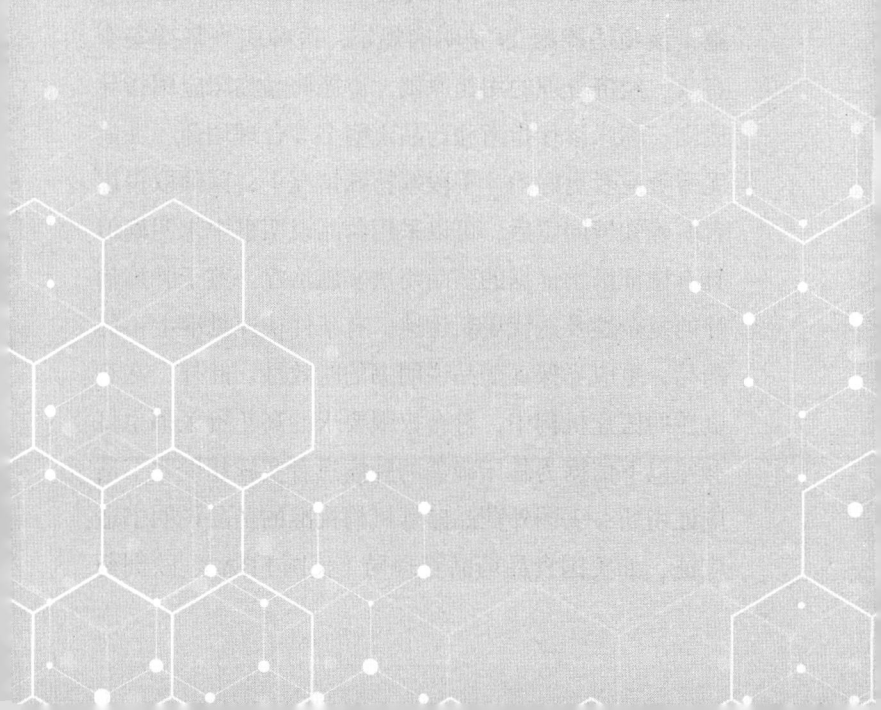

第一节　适应证

大部分白血病新型治疗药物上市时间短，用药的主要风险点包括适应证和禁忌证的判断、超说明书用药的把控、用药前相关检测的完善等。医疗机构应该根据《新型抗肿瘤药物临床应用指导原则（2024年版）》，对白血病新型治疗药物进行严格分级管理。

适应证方面，国家药品监督管理局（NMPA）批准的药品说明书适应证是最具有法律效力的证据。2022年3月1日《中华人民共和国医师法》正式实施，该项法律第29条明确规定，医师应当坚持安全有效、经济合理的用药原则，遵循药品临床应用指导原则、临床诊疗指南和药品说明书等合理用药。在尚无有效或者更好治疗手段等特殊情况下，医师取得患者明确知情同意后，可以采用药品说明书中未明确但具有循证医学证据的药品用法实施治疗。鉴于肿瘤治疗的复杂性及迭代更新迅速，有条件快速批准上市的药品，更应当保证药品说明书的时效性。此外，在有资质的医疗机构中，符合权限要求的高年资医师也可参照以下依据为临床确需的肿瘤患者实施超说明书适应证用药：①国外药品监管机构批准的药品说明书适应证，如美国食品药品管理局（美国FDA）、欧洲药品管理局（EMA）、日本药品和医疗器械局（PMDA）等；②国内卫生管理部门颁布的诊疗规范；③中国临床肿瘤学会（CSCO）等专业机构颁布的分瘤种治疗指南；④多中心、大样本量的高级别临床试验证据等。

不可否认，由于抗肿瘤治疗的药物不断更新，标准也在不断完善，超说明书适应证用药的现象比较普遍，尤其是在癌症晚期患者的后线治疗或无标准治疗方案的情况下，临床应参照最新的循证医学证据，权衡患者的获益及风险，在保证患者充分知情、做好相关备案的前提下，进行超说明书适应证用药。本文介绍的白血病新型治疗药物的 NMPA、美国 FDA、EMA、PMDA 适应证（数据统计截至 2024 年 12 月 31 日）见表 3-1。

表 3-1 白血病新剂型治疗药物的 NMPA、美国 FDA、EMA、PMDA 适应证

通用名	NMPA 适应证	美国 FDA 适应证	EMA 适应证	PMDA 适应证
伊马替尼	①用于治疗费城染色体阳性的慢性髓性白血病（Ph+ CML）的慢性期、加速期或急变期的成人和儿童患者 ②用于治疗不能切除和（或）发生转移的恶性胃肠道间质瘤（GIST）的成人患者 ③联合化疗治疗新诊断的费城染色体阳性的急性淋巴细胞白血病（Ph+ ALL）的儿童患者 ④用于治疗复发或难治的费城染色体阳性的急性淋巴细胞白血病（Ph+ ALL）的成人患者 ⑤用于治疗嗜酸细胞增多综合征（HES）和	①新诊断为费城染色体阳性慢性髓性粒细胞白血病（Ph+ CML）慢性期成人和儿童患者 ②在干扰素 α 治疗失败后，处于急变期（BP）、加速期（AP）或慢性期（CP）的费城染色体阳性慢性髓性白血病（Ph+ CML）患者 ③复发或难治性费城染色体阳性急性淋巴细胞白血病（Ph+ ALL）的成年患者 ④新诊断为费城染色体阳性急性淋巴细胞白血病（Ph+ ALL）并联合化疗的儿科患者 ⑤与血小板衍生生长因子受体（PDGFR）基因重排相关的骨髓增生异常/骨髓增生性疾病（MDS/MPD）成年患者	①新诊断为费城染色体阳性的慢性髓性白血病（Ph+ CML）的成人和儿童患者，骨髓移植不被作为一线治疗 ②干扰素 α 治疗失败后处于慢性期、加速期或急变期的 Ph+ CML 成人和儿童患者 ③联合化疗治疗新诊断为费城染色体阳性急性淋巴细胞白血病（Ph+ ALL）的成人和儿童患者 ④用于治疗复发或难治性 Ph+ ALL 成年患者 ⑤用于治疗骨髓增生异常综合征/骨髓增殖性	①慢性骨髓性白血病 ② Kit（CD117）阳性消化道间质肿瘤 ③费城染色体阳性急性淋巴白血病 ④ FIP1L1-PDGFRα 阳性的下述疾病：嗜酸粒细胞增多综合征、慢性嗜酸粒细胞性白血病

通用名	NMPA 适应证	美国 FDA 适应证	EMA 适应证	PMDA 适应证
伊马替尼	（或）慢性嗜酸性粒细胞白血病（CEL）伴有 FIP1L1-PDGFRα 融合激酶的成年患者 ⑥用于治疗骨髓增生异常综合征/骨髓增殖性疾病（MDS/MPD）伴有血小板衍生生长因子受体（PDGFR）基因重排的成年患者 ⑦用于治疗侵袭性系统性肥大细胞增生症（ASM），无 D816V c-Kit 基因突变或未知 c-Kit 基因突变的成人患者 ⑧用于治疗不可切除、复发和（或）发生转移的隆凸性皮肤纤维肉瘤（DFSP）	⑥患有侵袭性系统性肥大细胞增生症（ASM）的成年患者，没有 D816V c-Kit 突变或 c-Kit 突变状态未知 ⑦患有 FIP1L1-PDGFRα 融合激酶（突变分析或荧光原位杂交 [FISH] 显示 CHIC2 等位基因缺失）的嗜酸性粒细胞增多综合征（HES）和（或）慢性嗜酸性粒细胞白血病（CEL）的成年患者，以及 FIP1L1-PDGFRα 融合激酶阴性或未知的 HES 和（或）CEL 患者 ⑧患有不可切除、复发和（或）转移性隆凸性皮肤纤维肉瘤（DFSP）的成年患者 ⑨ Kit（CD117）阳性和（或）转移性恶性胃肠道除和（或）转移性恶性胃肠道	疾病（MDS/MPD）伴有血小板衍生生长因子受体（PDGFR）基因重排的成年患者 ⑥用于治疗嗜酸性粒细胞增多综合征（HES）和（或）慢性嗜酸性粒细胞白血病（CEL）伴有 FIP1L1-PDGFR α 融合激酶的成年患者 ⑦治疗 Kit（CD117）阳性、不可切除和（或）转移性恶性胃肠道间质瘤（GIST）的成年患者 ⑧用于治疗不能切除、复发的或发生转移的隆凸性皮肤纤维肉瘤（DFSP）	

通用名	NMPA 适应证	美国 FDA 适应证	EMA 适应证	PMDA 适应证
伊马替尼	⑨用于 Kit（CD117）阳性 GIST 手术切除后具有明显复发风险的成人患者的辅助治疗。极低及低复发风险的患者不应该接受该辅助治疗	同质瘤（GIST）患者 ⑩ Kit（CD117）阳性 GIST 切除后成年患者的辅助治疗	⑨用于 Kit（CD117）阳性 GIST 手术切除后具有明显复发风险的成人患者的辅助治疗。极低复发风险的患者不应该接受该辅助治疗	
尼洛替尼	①用于治疗新诊断的费城染色体阳性的慢性髓性白血病（Ph+ CML）慢性期成人患者及 2 岁以上的儿童患者 ②用于对既往治疗（包括伊马替尼）耐药或不耐受的费城染色体阳性的慢性髓性白血病（Ph+ CML）慢性期或加速期成人患者以及慢性期 2 岁以上的儿童患者	①新诊断的费城染色体阳性的慢性粒细胞白血病（Ph+ CML）慢性期成年患者的治疗 ②对包括伊马替尼在内的先前治疗产生耐药性或不耐受的慢性期（CP）和加速期（AP）Ph+ CML 的治疗	①新诊断的费城染色体阳性慢性粒细胞白血病（Ph+ CML）慢性期成人和儿童患者 ②对包括伊马替尼在内的先前治疗产生的成年患者的慢性期（CP）Ph+ CML 的治疗 ③对包括伊马替尼在内的先前治疗产生的儿童患者的慢性期或加速期耐药性或不耐受的慢性期 Ph+ CML 的治疗	慢性期或过渡期慢性骨髓性白血病

通用名	NMPA 适应证	美国 FDA 适应证	EMA 适应证	PMDA 适应证
达沙替尼	本品用于治疗对甲磺酸伊马替尼耐药，或不耐受的慢性费城染色体阳性（Ph+）慢性髓细胞白血病（CML）慢性期、加速期和急变期（急粒变和急淋变）成年患者	①新诊断为费城染色体阳性（Ph+）的成人慢性粒细胞白血病（CML）处于慢性期②患有慢性、加速或淋巴细胞期Ph+的成人对包括伊马替尼在内的先前治疗有耐药性或不耐受的慢性粒细胞白血病③患有费城染色体阳性急性淋巴细胞白血病的成人（Ph+ALL）对之前的治疗有抵抗或不耐受	①新诊断为费城染色体阳性（Ph+）的成人慢性粒细胞白血病（CML）处于慢性期②慢性、加速或急变期CML，对包括伊马替尼在内的先前治疗有耐药性或不耐受③Ph+急性淋巴细胞白血病（ALL）和淋巴母细胞慢性粒细胞白血病（CML），对先前治疗有抵抗或不耐受④新诊断的Ph+CML慢性期（Ph+CML-CP）或Ph+CML-C对包括伊马替尼在内的先前治疗药或不耐受⑤新诊断的Ph+ALL联合化疗	①慢性骨髓性白血病②复发或难治性费城染色体阳性急性淋巴性白血病

续表

通用名	NMPA 适应证	美国 FDA 适应证	EMA 适应证	PMDA 适应证
氟马替尼	本品用于治疗费城染色体阳性的慢性髓性白血病（Ph+ CML）慢性期成人患者	—	—	—
奥雷巴替尼	本品用于任何酪氨酸激酶抑制剂耐药，并采用经充分验证的检测方法诊断为伴有 T315I 突变的慢性髓细胞白血病慢性期或加速期的成年患者	—	—	—
博舒替尼	—	用于治疗对既往治疗无效的慢性、加速期或急变期 Ph+ 的慢性髓性白血病患者	①新诊断的慢性期（CP）费城染色体阳性慢性粒细胞白血病（Ph+ CML） ②既往使用过一种或多种酪氨酸激酶抑制剂的慢性期（CP）、加速期（AP）和急变期（BP）Ph+ CML	慢性骨髓性白血病

通用名	NMPA 适应证	美国 FDA 适应证	EMA 适应证	PMDA 适应证
泊那替尼	①对既往用药耐药或不耐受的慢性髓性白血病（CML） ②复发或难治性费城染色体阳性急性淋巴细胞白血病（Ph+ ALL） ③T315I 阳性 CML 或 Ph+ ALL	①联合化疗用于新诊断的费城染色体阳性急性淋巴细胞白血病（Ph+ ALL） ②单药用于 Ph+ ALL ③对既往用药耐药或不耐受的慢性期（CP）慢性髓性白血病（CML） ④单药用于加速期（AP）或急变期（BP）慢性粒细胞白血病 ⑤T315I 阳性慢性期、加速期或急变期CML（慢性期、加速期或急变期） 使用限制：泊那替尼不适用，也不建议用于治疗新诊断的 CP-CML 患者	①对达沙替尼或尼罗替尼耐药的慢性期、加速期或急变期慢性髓性白血病（CML） ②对达沙替尼或尼罗替尼不耐受，且后续伊马替尼治疗在临床上不合适的慢性期、加速期或急变期 CML ③T315I 阳性的慢性期、加速期或急变期 CML ④对达沙替尼耐药的费城染色体阳性急性淋巴细胞白血病（Ph+ ALL） ⑤对达沙替尼不耐受，且后续伊马替尼治疗在临床上不合适的 Ph+ ALL 患者 ⑥T315I 阳性的 Ph+ ALL 患者	①对既往用药耐药或不耐受的慢性髓性白血病（CML） ②复发或难治性费城染色体阳性急性淋巴细胞白血病（Ph+ ALL）

40

续表

通用名	NMPA适应证	美国FDA适应证	EMA适应证	PMDA适应证
伊布替尼	①单药适用于既往至少接受过一种治疗的套细胞淋巴瘤患者的治疗 ②单药适用于慢性淋巴细胞白血病/小淋巴细胞淋巴瘤患者的治疗 ③单药适用于既往至少接受过一种治疗的华氏巨球蛋白血症患者的治疗，或者不适合接受化学免疫治疗的华氏巨球蛋白血症患者的一线治疗 ④联合利妥昔单抗，适用于华氏巨球蛋白血症患者的治疗	①患有慢性淋巴细胞白血病（CLL）/小淋巴细胞淋巴瘤（SLL）的成年患者 ②17p缺失的慢性淋巴细胞白血病（CLL）/小淋巴细胞淋巴瘤（SLL）成年患者 ③华氏巨球蛋白血症（WM）成年患者 ④1岁及以上患有慢性移植物抗宿主病（GVHD）的成人和儿童患者，在一种或多种全身治疗失败后	①单药适用于治疗复发或难治性套细胞淋巴瘤（MCL）的成年患者 ②单药或与利妥昔单抗、奥妥珠单抗或苯达莫司汀联合使用，用于既往未经治疗的慢性淋巴细胞白血病（CLL）成年患者 ③单药或联合达妥昔单抗和利妥昔单抗，适用于治疗既往接受过一次治疗的成年CLL患者 ④单药用于治疗既往至少接受过一次治疗的华氏巨球蛋白血症（WM）成年患者，或不适合治疗的的患者的一线治疗 ⑤联合利妥昔单抗适用于治疗成年WM患者	①慢性淋巴性白血病（包括小淋巴细胞性淋巴瘤） ②原发性巨球蛋白血症及淋巴浆细胞淋巴瘤 ③套细胞淋巴瘤 ④造血干细胞移植后的慢性移植物抗宿主病（类固醇剂效果不充分时）

通用名	NMPA 适应证	美国 FDA 适应证	EMA 适应证	PMDA 适应证
泽布替尼	①既往至少接受过一种治疗的成人套细胞淋巴瘤（MCL）患者 ②成人慢性淋巴细胞白血病（CLL）/小淋巴细胞淋巴瘤（SLL）患者 ③成人华氏巨球蛋白血症（WM）患者	①接受过至少一次治疗的套细胞淋巴瘤（MCL） ②华氏巨球蛋白血症（WM） ③复发或难治性边缘区淋巴瘤（MZL），已接受至少一种基于抗 CD20 的方案 ④慢性淋巴细胞白血病（CLL）或小淋巴细胞淋巴瘤（SLL） ⑤复发或难治性滤泡性滤泡性淋巴瘤（FL），联合奥妥珠单抗，经过两条或多条系统治疗线	①既往至少接受过一次治疗的华氏巨球蛋白血症（WM）成年患者，或不适合化学免疫治疗的患者的一线治疗 ②既往接受至少一种先前抗 CD20 治疗的边缘区淋巴瘤（MZL）成年患者 ③用于治疗成人慢性淋巴细胞白血病（CLL）患者 ④联合奥妥珠单抗用于治疗至少接受过两次复发身治疗的难治性或复发性滤泡性淋巴瘤（FL）成年患者	

续表

通用名	NMPA适应证	美国FDA适应证	EMA适应证	PMDA适应证
奥布替尼	①既往至少接受过一种治疗的成人套细胞淋巴瘤(MCL)患者 ②既往至少接受过一种治疗的成人慢性淋巴细胞白血病(CLL)/小淋巴细胞淋巴瘤(SLL)患者	—	—	—
阿可替尼	①既往至少接受过一种治疗的成人慢性淋巴细胞白血病(CLL)/小淋巴细胞淋巴瘤(SLL)患者 ②既往至少接受过一种治疗的成人套细胞淋巴瘤(MCL)患者	①接受过至少一次治疗的套细胞淋巴瘤(MCL) ②慢性淋巴细胞白血病(CLL)或小淋巴细胞淋巴瘤(SLL)	①单药用于既往未经治疗的成人慢性淋巴细胞白血病(CLL)患者 ②联合奥妥珠单抗,用于既往未经治疗的成人CLL患者 ③既往至少接受过一种治疗的成人CLL患者	慢性淋巴性白血病(包括小淋巴细胞性淋巴瘤)

通用名	NMPA适应证	美国FDA适应证	EMA适应证	PMDA适应证
维奈克拉	本品与阿扎胞苷联合用于治疗因合并症不适合接受强诱导化疗，或者年龄在75岁及以上的新诊断的成人急性髓系白血病患者	本品是一种BCL-2抑制剂，适用于： ①适用于治疗成人慢性淋巴细胞白血病患者（CLL）或小淋巴细胞淋巴瘤（SLL） ②与阿扎胞苷、地西他滨或低剂量阿糖胞苷联合使用，用于治疗75岁或以上成人新诊断的急性髓系白血病（AML），或患有合并症且无法使用强化诱导化疗的患者	①联合奥妥珠单抗，用于治疗先前未经治疗的慢性淋巴细胞白血病（CLL）成年患者 ②联合利妥昔单抗适用于治疗至少接受过一次治疗的成年CLL患者 ③适用于治疗存在17p缺失或TP53突变、不适合或未能通过B细胞受体途径抑制剂的成人慢性淋巴细胞白血病成年患者（CLL） ④适用于治疗不存在17p缺失或TP53突变但在化学免疫治疗和B细胞受体途径抑制剂均失败的成人慢性淋巴细胞白血病患者	①复发或难治性慢性淋巴性白血病（包括小淋巴细胞性淋巴瘤） ②急性骨髓性白血病

续表

通用名	NMPA 适应证	美国 FDA 适应证	EMA 适应证	PMDA 适应证
维奈克拉			白血病患者（CLL）⑤联合低甲基化药物（Hypomethylating Agents, HMA），用于治疗不符合强化化疗条件的新诊断急性髓系白血病（AML）成年患者	
吉瑞替尼	本品用于治疗采用经充分验证的检测方法检测到携带 FMS 样酪氨酸激酶 3（FLT3）突变的复发性或难治性急性髓系白血病（AML）成人患者	适用于治疗经美国 FDA 批准的检测方法检测 FLT3 突变的复发或难治性急性髓系白血病（AML）成年患者	适用于治疗 FLT3 突变的复发或难治性急性髓系白血病（AML）成年患者	FLT3 突变的复发或难治性急性髓系白血病

通用名	NMPA 适应证	美国 FDA 适应证	EMA 适应证	PMDA 适应证
艾伏尼布	本品适用于采用经充分验证的检测方法诊断为携带易感异柠檬酸脱氢酶-1（IDH1）突变的复发性或难治性急性髓系白血病（AML）成人患者	适用于治疗经美国 FDA 批准的检测方法检测 IDH1 突变的： ①与阿扎胞苷联合或作为单一疗法治疗 75 岁或以上成人新诊断的急性髓系白血病，或患有排除使用强化诱导化疗的合并症的患者 ②用于治疗复发或难治性 AML 的成年患者 ③用于治疗复发或难治性骨髓增生异常综合征的成年患者 ④用于治疗先前接受过治疗的局部晚期或转移性胆管癌成年患者	①联合阿扎胞苷用于新诊断的 IDH1 R132 突变，不符合接受标准诱导化疗条件的急性髓系白血病（AML）成年患者 ②适用于治疗 IDH1 R132 突变的局部晚期或转移性胆管癌的既往至少接受过一种先前的全身治疗的成年患者	—

续表

通用名	NMPA 适应证	美国 FDA 适应证	EMA 适应证	PMDA 适应证
利妥昔单抗（静脉制剂）	（1）非霍奇金淋巴瘤： ①先前未经治疗的 CD20 阳性Ⅲ～Ⅳ期滤泡性非霍奇金淋巴瘤患者，应与化疗联合使用 ②初治滤泡性淋巴瘤患者经利妥昔单抗联合化疗后达完全或部分缓解后的单药维持治疗 ③复发或化疗耐药的滤泡性淋巴瘤 ④CD20 阳性弥漫大 B 细胞性非霍奇金淋巴瘤（DLBCL）应与标准 CHOP 化疗（环磷酰胺、盐酸多柔比星、硫酸长春新碱和泼尼松）8 个周期联合治疗	（1）成人非霍奇金淋巴瘤（NHL）患者： ①单药用于复发或难治性、低度或滤泡性、CD20 阳性的 B 细胞非霍奇金淋巴瘤患者 ②联合一线化疗用于既往未经治疗的滤泡性 CD20 阳性B 细胞 NHL，以及作为单药产品联合化疗用于对利妥昔单抗产品达到完全或部分反应的患者 ③单药用于一线用环磷酰胺、长春新碱和泼尼松（CVP）化疗后的非进展性（包括稳定疾病）、低度、CD20 阳性、B 细胞 NHL ④联合 CHOP 或其他蒽环类	（1）非霍奇金淋巴瘤： ①先前未经治疗的 CD20 阳性Ⅲ～Ⅳ期滤泡性非霍奇金淋巴瘤患者，应与化疗联合使用 ②适用于对治疗有反应的成人滤泡性淋巴瘤患者的维持治疗 ③单药用于Ⅲ～Ⅳ期滤泡性淋巴瘤的成年患者，这些患者具有化疗耐药性或在化疗后第二次或随后复发 ④联合 CHOP 用于治疗CD20 阳性弥漫性大 B 细胞非霍奇金淋巴瘤的成年患者	①CD20 阳性的 B 细胞性非霍奇金淋巴瘤 ②CD20 阳性的慢性淋巴性白血病 ③免疫抑制状态下 CD20 阳性的 B 细胞性淋巴增殖性疾病 ④多发血管炎性肉芽肿症、显微镜的多发血管炎 ⑤现有治疗效果不充分的狼疮性肾炎 ⑥难治性的肾上

续表

通用名	NMPA适应证	美国FDA适应证	EMA适应证	PMDA适应证
利妥昔单抗（静脉制剂）	（2）与氟达拉滨和环磷酰胺（FC）联合治疗先前未经治疗或复发性/难治性慢性淋巴细胞白血病（CLL）患者	化疗方案用于既往未经治疗的弥漫性大B细胞、CD20阳性NHL （2）联合氟达拉滨和环磷酰胺（FC）用于未经治疗和既往治疗过的CD20阳性的慢性淋巴细胞白血病（CLL）成年患者 （3）联合甲氨蝶呤治疗对一种或多种TNF拮抗剂治疗反应不足的中度至重度活动性类风湿关节炎（RA）成年患者 （4）联合糖皮质激素用于肉芽肿性多血管炎（GPA）（韦格纳肉芽肿病）和显微镜下多血管炎的成人患者	⑤联合化疗适用于治疗先前未经治疗的晚期CD20阳性DLBCL、伯基特淋巴瘤（BL）/B基特淋巴瘤母细胞淋巴瘤细胞淋巴母细胞淋巴瘤（BLL）的儿科患者（6个月至18岁） （2）慢性淋巴细胞白血病：联合化疗适用于治疗以前未经治疗和复发/难治性CLL的成年患者。对于之前用单克隆抗体治疗过的患者（包括本品）或之前对本品联合化疗无效的患者，关于疗效和安全性的数据有限	腺素综合征（出现频繁复发型或类固醇依赖性时） ⑦慢性特发性血小板减少性紫癜 ⑧后天性血栓性血小板减少性紫癜 ⑨全身性硬皮病 ⑩难治性的寻常性天疱疮及落叶状天疱疮 ⑪视神经脊髓炎谱系障碍（包括视神经脊髓炎）的复发预防

续表

通用名	NMPA适应证	美国FDA适应证	EMA适应证	PMDA适应证
利妥昔单抗（静脉制剂）			（3）类风湿关节炎：联合甲氨蝶呤适用于治疗对其他疾病改善性抗风湿药物（DMARD）[包括一种或多种肿瘤坏死因子（TNF）抑制剂疗法]反应不足或不耐受的严重活动性类风湿关节炎成年患者。当与甲氨蝶呤联合使用时，本品已被证明可以降低放射线测量的关节损伤进展率，并改善身体功能（4）肉芽肿性多血管炎和显微镜下多血管炎：①联合糖皮质激素用于治疗患有严重活动性肉	⑫抑制下述器官移植中抗体相关型排斥反应：肾移植、肝移植、心移植、肺移植、胰腺移植、小肠移植⑬治疗下述器官移植中抗体相关型排斥反应：肾移植、肝移植、心移植、肺移植、胰腺移植、小肠移植；铟（^{111}In）注射液联合替伊莫单抗及钇[^{90}Y]微球

续表

通用名	NMPA 适应证	美国 FDA 适应证	EMA 适应证	PMDA 适应证
利妥昔单抗（静脉制剂）			芽肿性多脉管炎（GPA）（韦格纳）和显微镜下多血管炎（MPA）的成年患者 ②与糖皮质激素联合用于诱导严重活动性GPA（韦格纳）和 MPA 的儿科患者（2~18 岁）的缓解 （5）寻常型天疱疮：用于治疗中重度寻常型天疱疮（PV）的成年患者	注射液联合替伊莫单抗给药的前给药

通用名	NMPA 适应证	美国 FDA 适应证	EMA 适应证	PMDA 适应证
利妥昔单抗（皮下制剂）	非霍奇金淋巴瘤： ①先前未经治疗的 CD20 阳性Ⅲ~Ⅳ期滤泡性非霍奇金淋巴瘤患者，应与化疗联合使用 ②初治滤泡性淋巴瘤患者经利妥昔单抗联合化疗后达完全或部分缓解后的单药维持治疗 ③复发或化疗耐药的滤泡性淋巴瘤 ④CD20 阳性 DLBCL 应与标准 CHOP 化疗 8 个周期联合治疗	—	—	—

通用名	NMPA 适应证	美国 FDA 适应证	EMA 适应证	PMDA 适应证
奥妥珠单抗	本品与化疗联合，用于初治的 II 期伴有巨大肿块、III 期或 IV 期滤泡性淋巴瘤成人患者，达到至少部分缓解的患者随后用奥妥珠单抗维持治疗	本品为针对 CD20 细胞溶解抗体：①与苯丁酸氮芥联合用于治疗既往未经治疗的 CD20 阳性慢性淋巴细胞白血病患者 ②联合苯达莫司汀，用于治疗在含利妥昔单抗的方案后复发或对其无效的滤泡性淋巴瘤患者 ③联合化疗，对达到至少部分缓解的患者进行治疗，用于治疗以前未经治疗的 II 期大块、III 期或 IV 期滤泡性淋巴瘤的成年患者	（1）慢性淋巴细胞白血病：与苯丁酸氮芥联合用于治疗既往未经治疗的慢性淋巴细胞白血病（CLL）成年患者，以及不适合全剂量氟达拉滨治疗的合并症患者 （2）滤泡性淋巴瘤（FL）：①联合化疗，用于既往未经治疗的且使用本品达到至少部分缓解的晚期 FL 患者 ②联合苯达莫司汀，用于在利妥昔单抗或含利妥昔单抗方案治疗期间或治疗后 6 个月内没有反应或进展的 FL 患者的维持治疗	① CD20 阳性的滤泡性淋巴瘤 ② CD20 阳性慢性淋巴性白血病（包括小淋巴细胞性淋巴瘤）

续表

通用名	NMPA 适应证	美国 FDA 适应证	EMA 适应证	PMDA 适应证
贝林妥欧单抗	用于治疗成人和儿童复发或难治性 CD19 阳性的前体 B 细胞急性淋巴细胞白血病	成人和儿童患者的治疗：①CD19 阳性前体 B 细胞急性淋巴细胞白血病（ALL）处于第一次或第二次完全缓解期，最小残留病（MRD）大于 0.1%②复发或难治性 CD19 阳性前体 B 细胞急性淋巴细胞白血病（ALL）	①单药用于治疗费城染色体阳性，且至少使用 2 种酪氨酸激酶抑制剂治疗失败，并且没有其他治疗选择的 CD19 阳性复发或难治性 B 细胞前体急性淋巴细胞白血病（ALL）成年患者②单药用于治疗费城染色体阴性 CD19 阳性 B 细胞前体 ALL 处于第一次或第二次完全缓解期，最小残留病（MRD）大于或等于 0.1%③单药用于接受至少两次既往治疗后难治或复发，或在接受先前异基因造血干细胞移植后复发	—

通用名	NMPA 适应证	美国 FDA 适应证	EMA 适应证	PMDA 适应证
贝林妥欧单抗		—	发的 1 岁或以上患有费城染色体阴性 CD19 阳性 B 细胞前体 ALL 的儿科患者 ④作为巩固治疗的一部分，本品可单药用于治疗 1 岁或以上患有高危首次复发费城染色体阴性 CD19 阳性 B 细胞前体 ALL 的儿科患者	
阿基仑赛	本品为经基因修饰的靶向人 CD19 的 CAR-T 细胞，用于治疗既往接受二线或以上系统性治疗后复发或难治性大 B 细胞淋巴瘤成人患者，包括弥漫性大 B 细胞淋巴瘤（DLBCL）	—	—	—

续表

通用名	NMPA 适应证	美国 FDA 适应证	EMA 适应证	PMDA 适应证
阿基仑赛	非特指型，原发纵隔大 B 细胞淋巴瘤（PMBCL），高级别 B 细胞淋巴瘤和滤泡性淋巴瘤转化的 DLBCL	—	—	—
瑞基奥仑赛	①经过二线或以上系统性治疗后成人患者的复发或难治性大 B 细胞淋巴瘤，包括弥漫性大 B 细胞淋巴瘤非特指型、滤泡性淋巴瘤转化的弥漫性大 B 细胞淋巴瘤、3b 级滤泡性淋巴瘤、原发纵隔大 B 细胞淋巴瘤、高级别 B 细胞淋巴瘤伴 MYC 和 BCL-2 和（或）BCL-6 重排（双打击/三打击淋巴瘤）	—	—	—

续表

通用名	NMPA 适应证	美国 FDA 适应证	EMA 适应证	PMDA 适应证
	②经过二线或以上系统性治疗的成人难治性或 24 个月内复发的滤泡性淋巴瘤，包括组织学分级为 1、2、3a 级的滤泡性淋巴瘤	—	—	—
泽沃基奥仑赛	用于治疗复发或难治性多发性骨髓瘤成人患者，既往经过至少 3 线治疗后进展（至少使用过一种蛋白酶体抑制剂及免疫调节剂）	—	—	—

注：表格中"—"，表示无相关资料，后续表格相同

　　白血病新型治疗药物的药品说明书和国家卫生健康委员会发布的《新型抗肿瘤药物临床应用指导原则（2024年版）》中相关规定，抗肿瘤药物应依据患者的瘤种、病理类型、分期、既往治疗方案、肿瘤相关靶点基因的表达水平等要求合理选择，并及时关注最新的循证医学证据。本文介绍的白血病新型治疗药物使用要求见表3-2。

表3-2　白血病新型治疗药物的使用要求

通用名	适用瘤种	基因检测
伊马替尼	费城染色体阳性的慢性髓性白血病、胃肠道间质瘤、费城染色体阳性的急性淋巴细胞白血病、慢性嗜酸性粒细胞白血病、隆凸性皮肤纤维肉瘤	BCR-ABL突变、c-Kit突变
尼洛替尼	费城染色体阳性的慢性髓性白血病	BCR-ABL突变
达沙替尼	慢性髓细胞白血病	BCR-ABL突变
氟马替尼	费城染色体阳性的慢性髓性白血病	BCR-ABL突变
奥雷巴替尼	慢性髓细胞白血病	T315I突变
博舒替尼	费城染色体阳性的慢性、加速期、暴发期的髓性白血病	BCR-ABL突变
泊那替尼	慢性髓性白血病/急性淋巴细胞白血病	T315I突变
伊布替尼	成人套细胞淋巴瘤、成人慢性淋巴细胞白血病/小淋巴细胞淋巴瘤、华氏巨球蛋白血症	del（17p）和（或）TP53突变

通用名	适用瘤种	基因检测
泽布替尼	成人套细胞淋巴瘤、成人慢性淋巴细胞白血病/小淋巴细胞淋巴瘤、华氏巨球蛋白血症	del（17p）和（或）TP53 突变
奥布替尼	成人套细胞淋巴瘤、成人慢性淋巴细胞白血病/小淋巴细胞淋巴瘤	–
阿可替尼	成人套细胞淋巴瘤、成人慢性淋巴细胞白血病/小淋巴细胞淋巴瘤	–
维奈克拉	急性髓系白血病	–
吉瑞替尼	急性髓系白血病	FLT3 突变
艾伏尼布	急性髓系白血病	IDH1 突变
利妥昔单抗（静脉制剂）	非霍奇金淋巴瘤、慢性淋巴细胞白血病	CD20 阳性
利妥昔单抗（皮下制剂）	非霍奇金淋巴瘤	CD20 阳性
奥妥珠单抗	滤泡性淋巴瘤	CD20 阳性
贝林妥欧单抗	急性淋巴细胞白血病	–
阿基仑赛	大 B 细胞淋巴瘤/滤泡性淋巴瘤	–
瑞基奥仑赛	大 B 细胞淋巴瘤/滤泡性淋巴瘤	–
泽沃基奥仑赛	多发性骨髓瘤	–

第二节　禁忌证

白血病新型治疗药物的禁忌证及辅料信息见表
3-3。

表 3-3　白血病新型治疗药物的禁忌证及辅料信息

通用名	禁忌证	辅料/赋形剂
伊马替尼	对本品活性成分或任何赋形剂成分过敏者禁用	–
尼洛替尼	对本品活性成分或任何赋形剂成分过敏者禁用；伴有低钾血症、低镁血症或长 Q-T 间期综合征的患者禁用	二氧化硅（胶体）、交聚维酮、乳糖一水合物、硬脂酸镁和泊洛沙姆 188
达沙替尼	对本品活性成分或任何赋形剂成分过敏者禁用	交联羧甲基纤维素钠、磷酸氢钙、硬脂酸镁、甲基丙烯酸 – 丙烯酸乙酯共聚物、微晶纤维素、没食子酸丙酯、二甲基甲硅烷基化硅石
氟马替尼	对本品活性成分或任何赋形剂成分过敏者禁用	–
奥雷巴替尼	对本品活性成分或任何赋形剂成分过敏者禁用	–

通用名	禁忌证	辅料/赋形剂
博舒替尼	对本品活性成分或任何赋形剂成分过敏者禁用	交联羧甲基纤维素钠、氧化铁红和氧化铁黄、硬脂酸镁、微晶纤维素、泊洛沙姆、聚乙二醇、聚乙烯醇、聚维酮、滑石和二氧化钛
泊那替尼	对本品活性成分、任何赋形剂成分过敏者、妊娠期或育龄女性禁用	乳糖一水合物、微晶纤维素、淀粉乙醇酸钠（B型）、胶体二氧化硅和硬脂酸镁；片剂包衣由滑石粉、聚乙二醇、聚乙烯醇和二氧化钛组成
伊布替尼	对本品活性成分或任何赋形剂成分过敏者禁用	微晶纤维素、交联羧甲基纤维素钠、十二烷基硫酸钠、硬脂酸镁、明胶空心胶囊
泽布替尼	对本品活性成分或任何赋形剂成分过敏者禁用	微晶纤维素、交联羧甲基纤维素钠、十二烷基硫酸钠、胶态二氧化硅、硬脂酸镁。胶囊壳中含有明胶和二氧化钛
奥布替尼	对本品活性成分、任何赋形剂成分过敏者或重度肝功能不全患者禁用	—
阿可替尼	对本品活性成分或任何赋形剂成分过敏者禁用	微晶纤维素胶态二氧化硅共处理物、预胶化淀粉、硬脂酸镁、羧甲淀粉钠、明胶空心胶囊

通用名	禁忌证	辅料 / 赋形剂
维奈克拉	CLL/SLL 患者在开始和爬坡期禁用强效 CYP3A 抑制剂	共聚维酮（K28）、聚山梨酯 80、胶态二氧化硅 / 无水二氧化硅、无水磷酸氢钙、硬脂富马酸钠、薄膜包衣粉欧巴代 Ⅱ 黄色（10mg 及 100mg）、薄膜包衣粉欧巴代 Ⅱ 米色（50mg）
吉瑞替尼	对本品活性成分或任何赋形剂成分过敏者禁用	氧化铁、羟丙基纤维素、羟丙甲纤维素、低取代羟丙基纤维素、甘露醇、硬脂酸镁、聚乙二醇、滑石粉和二氧化钛
艾伏尼布	对本品活性成分或任何赋形剂成分过敏者禁用	醋酸羟丙甲纤维素琥珀酸酯、微晶纤维素、交联羧甲基纤维素钠、十二烷基硫酸钠、胶态二氧化硅、硬脂酸镁、水溶性薄膜包衣
利妥昔单抗（静脉制剂）	对本品活性成分或任何赋形剂成分过敏者禁用	柠檬酸钠、聚山梨酯 80、氯化钠和注射用水
利妥昔单抗（皮下制剂）	对本品活性成分或任何赋形剂成分或鼠类蛋白过敏者禁用	玻璃酸酶（透明质酸酶或 rHuPH20）、L- 组氨酸，L- 组氨酸盐酸盐一水合物、α,α- 海藻糖二水合物、L- 甲硫氨酸、聚山梨酯 80、注射用水
奥妥珠单抗	对本品活性成分或任何赋形剂成分过敏者禁用	L- 组氨酸、L- 组氨酸盐酸盐一水合物、海藻糖二水合物、泊洛沙姆 188

通用名	禁忌证	辅料 / 赋形剂
贝林妥欧单抗	对本品活性成分或任何赋形剂成分过敏者禁用	柠檬酸一水合物、海藻糖二水合物、盐酸赖氨酸、聚山梨酯 80、氢氧化钠
阿基仑赛	对本品活性成分或任何赋形剂成分过敏者禁用	CryoStor CS10 冻存液（含 5% 二甲基亚砜）、氯化钠、人血白蛋白
瑞基奥仑赛	对本品活性成分或任何赋形剂成分过敏者禁用	细胞冻存液（含二甲基亚砜）、复方电解质注射液、人血白蛋白
泽沃基奥仑赛	对本品活性成分或任何赋形剂成分过敏者禁用	CART–CPM Ⅱ 细胞冻存液（含二甲基亚砜、人血白蛋白）

第三节 用法用量

一、标准剂量

标准剂量是对于适应证人群，在平衡疗效及安全性后，制定的初始最佳药品有效剂量。一般情况下，患者采取标准剂量可取得最佳疗效，但不排除患者由于治疗前即存在肝肾功能不全、治疗期间联合 CYP3A 强抑制剂或强诱导剂、治疗后出现不良反应、漏服补服药等原因，需要在标准剂量的基础上进行剂量调整。

二、剂量调整

药品说明书中在"用法用量""注意事项"等部分，会针对上述 4 种情况给出药物剂量调整的建议，例如，某些药物基于肝肾功能不全患者的体内药物暴露量或群体药代动力学研究制定了相应的剂量调整推荐，但很多重度肝肾功能不全患者信息有限，需权衡利弊慎用或避免使用（详见第四章特殊人群使用风险管理第四、五节）；对于联合 CYP3A 强抑制剂或诱导剂，为避免体内暴露量过高导致不良反应发生率和严重程度增加，或药物代谢增多导致药效丧失，一般建议避免合用上述药物（详见第三章临床使用环节风险管理第四节）；某些肿瘤靶向蛋白激酶抑制剂在必须联合用药的情况下，对药物剂量调整提出了相关推荐，并指出了停止合用后，经过多长时间恢复至合用前剂量水平，应特别注意对此类患者进行用药交代和随访，并联合医生对其疗效及不良反应进行监测（详见药物相互作用章节）；对于由服药引起的不良反应，应该对不良反应发生的严重程度进行评估，并监测其转归情况，结合上述情况，根据药品说明书，做出延迟给药、暂停给药、下周期原剂量使用、下周期减量使用、永久停药等用药决策（详见第五章不良反应及风险管理措施第三、四节）。

三、居家治疗的用药交代及用药教育

大众对疾病及药物认知有限，在药品使用过程中，可能出现多种用药问题，如用药依从性差、用药方法不正确、出现严重药品不良反应等，这些问题不仅会影响药物治疗效果，还可能威胁患者安全。

口服肿瘤靶向蛋白激酶抑制剂在白血病治疗过程中应用广泛，具有用药方便的特点，绝大多数此类口服靶向药物的患者为居家治疗。晚期患者通常用药2~4周期进行评效，因其治疗周期较长，可能出现用药交代不清、用药教育信息缺失及错误，或患者未理解、误解等问题，若无法在短期内得到纠正，将存在较多安全隐患。

用药交代包括患者目前的使用剂量、用药时间与进餐的关系、出现漏服如何补服药物等基本知识，可对肿瘤患者的药物使用进行指导及健康教育，规范患者的用药，提高依从性。本书收录的口服肿瘤靶向蛋白激酶抑制剂主要为片剂或胶囊剂，用药方法一般为空腹、餐后或随餐服用。随餐服用可在吃完第一口食物后服药，亦可在餐后立即或10min内服用；饭前服药，一般指吃饭前15~30min服用；空腹服药，一般指饭前1h，或饭后2h服用；不同药物对具体时间有不同的要求，应以药品说明书要求的时间为主。本文介绍的白血病新型治疗药物标准剂量和用药交代信息见表3-4。

用药教育应结合患者的具体病情，如治疗阶段、治疗目标，告知患者可能出现的不良反应、监测频率及不良反应的初步应对措施等。对于居家治疗的患者，医师、药师、护士需通力协作，给予患者准确、全面、细致的居家治疗教育。

此外，口服肿瘤靶向蛋白激酶抑制剂在居家使用中，应按照保存条件妥善保存，保证药品质量。同时应放置于儿童无法接触到的地方。药物原型及代谢产物在尿液、粪便、呕吐物等人体排泄物中的含量低，一般不具有致癌性，按照常规方式处理即可。

表3-4 白血病新型治疗药物的标准剂量与用药交代

通用名	标准剂量	与食物关系	漏服补服药	其他事项
伊马替尼	Ph+ CML：成人，慢性期400mg/d，急变期和加速期600mg/d；血常规许可下，可从400mg/d增至600mg/d，或从600mg/d增至800mg/d；3岁以上儿童及青少年，慢性期加速期和急变期变期340mg/m²（总剂量不超过600mg/d）（制订儿童患者的每日推荐剂量计算所得剂量一般应上下调整至整百毫克，12岁以下儿童的剂量一般应上下调整至整五十毫克）。Ph+ ALL：成人600mg/d；儿童340mg/m²（总剂量不超过600mg/d）GIST：400mg/d，疗效未获足够缓解且无严重不良反应，可考虑从400mg/d增至600mg/d或800mg/d	进餐时服用，并饮一大杯水	—	不能吞咽药片的患者（包括儿童），可以将药片分散于不含气体的水或苹果汁中（100mg片约用50ml，400mg约用200ml）。应搅拌混悬液，一旦药片崩解完全应立即服用

通用名	标准剂量	与食物关系	漏服补服药	其他事项
伊马替尼	HES/CEL：100mg/d，疗效未获足够缓解且无严重不良反应，可以考虑将100mg/d增至400mg/d ASM：400mg/d。如伴有嗜酸性粒细胞增多（一种与FIP1L1-PDGFRα融合激酶有关的克隆性血液系统疾病），起始剂量为100mg/d，疗效未获足够缓解且无严重不良反应，可以考虑将100mg/d增至400mg/d MDS/MPD：400mg/d，必要时增至800mg/d			
尼洛替尼	新诊断Ph+慢性期CML：每日2次，每次300mg 耐受或不耐受Ph+慢性期或加速期CML：成人，每日2次，每次400mg；儿童，每日2次，每次230mg/m²	应空腹给药，在给药前2h和给药后1h避免进食	固定时间服药，如漏服，患者不得另外补服，而是按照原来一次剂量方服用下一次剂量	胶囊应用水完整吞服，不应咀嚼或吮吸，不应打开胶囊 手接触胶囊后应立即清洗

通用名	标准剂量	与食物关系	漏服补服药	其他事项
达沙替尼	Ph+慢性期 CML：每日 1 次，每次 100mg，根据缓解情况可加至每日 1 次，每次 140mg Ph+加速期、急变期 CML：每日 2 次，每次 70mg，根据缓解情况可加至每日 2 次，每次 90mg	可与食物同服或空腹服用	—	片剂不得压碎、切割或咀嚼，必须整片吞服，以保持剂量的一致性 不应与葡萄柚或葡萄汁一起服用
氟马替尼	每日 1 次，每次 600mg	应空腹给药（给药前 2h 和给药后 1h 期间不饮食）	—	吞咽完整药片，并用一整杯水送服，不要咀嚼或压碎
奥雷巴替尼	隔日 1 次，每次 40mg	随餐服用	如漏服一剂，则应在 4h 内补服本品，如超过 4h，则不再补服	如给药后出现呕吐，不应补服本品。片剂不得压碎或切割，须整片吞服

续表

通用名	标准剂量	与食物关系	漏服补服药	其他事项
博舒替尼	新诊断 Ph+ 慢性期 CML：每日 1 次，每次 400mg 慢性期、加速期、爆发期 Ph+ CML：每日 1 次，500mg 未达到 3 级及以上患者可增加至 600mg	随餐服药	—	片剂不得压碎、切割或咀嚼，必须整片吞服 胶囊可以整粒吞服。对于无法吞咽整个胶囊的患者，可以打开每个胶囊，将内容物与苹果酱或酸奶混合
泊那替尼	联合化疗（用于新诊断 Ph+）：每日 1 次，每次 30mg 单药治疗：每日 1 次，每次 45mg	可与食物同服或空腹服用	固定时间服药，如漏服，不再补服，次日按照处方服下一次剂量即可	片剂不得压碎、切割或咀嚼，必须整片吞服，以保持剂量的一致性
伊布替尼	MCL：每日 1 次，每次 560mg CLL/SLL/WM：每日 1 次，每次 420mg	联用利妥昔单抗时，建议在利妥昔单抗给药前给予本品	—	应用水送服整粒胶囊，请勿打开、弄破或咀嚼胶囊 本品不得与葡萄柚汁同服

续表

通用名	标准剂量	与食物关系	漏服补服药	其他事项
泽布替尼	每日 2 次，每次 160mg	可在餐前或餐后服用	如漏服，应当天尽快服用，并在第二天恢复正常服药计划。请勿额外服用本品以弥补漏服剂量	每日用药时间大致固定用水送服整粒胶囊
奥布替尼	每日 1 次，每次 150mg	可在餐前或餐后服用	固定时间服药，距离下次服药 8h 以上，可补服一次，否则不再补服，第 2 天按时服药即可	应用水送服整片药片，不可掰开、压碎或咀嚼药片
阿可替尼	每日 2 次，每次 100mg	可与食物同服或空腹服用	如漏服一剂超过 3h，则不再补服，在定期服药的时间服用下一剂	应尽可能在每日同一时间用水整粒吞服，不应咀嚼、溶解或打开胶囊
维奈克拉	爬坡期（每日 1 次）：第 1 天 100mg；第 2 天 200mg；第 3 天 400mg；第 4 天及以后 400mg，每 28 天一个疗程	餐后 30min 口服	固定时间服药，8h 内漏服，则应补服一次，超过 8h，则不再补服，第 2 天按时服药即可	服药后如发生呕吐，则呕吐当天不需要再次服用本品，应于下次固定时间药物继续服药

续表

通用名	标准剂量	与食物关系	漏服补服药	其他事项
吉瑞替尼	初始剂量：每日1次，每次120mg，每28天为一周期，至少持续6周期治疗4周期后，如他情况，增加剂量至每日1次，每次200mg	可与食物同服或空腹服用	固定时间服药，距离下次服药12h以上，可补服一次，否则不再补服，第2天按时服药即可两次服药间隔不应短于12h	如果服药后出现呕吐，不需补服片剂不得压碎或切割，须整片吞服
艾伏尼布	每日1次，每次500mg，持续至少6个月	本品可空腹或餐后口服	固定服药时间，如漏服，应尽快补服；但距下一次预定服药时间小于12h，则无需补服，第二天恢复原计划时间服药即可两次服药间隔不应短于12h	服药时，不要进食高脂肪餐，以免导致血药浓度增加不要掰开或碾碎本品服用如果服药后出现呕吐，不需补服；按照预定时间进行下一次服药
利妥昔单抗（静脉制剂）	慢性淋巴细胞白血病：首疗程 375mg/m^2，后续 500mg/m^2	—	—	—

续表

通用名	标准剂量	与食物关系	漏服补服药	其他事项
利妥昔单抗（皮下制剂）	首次仅限静脉给药 375mg/m²，后续改为皮下 1400mg	—	—	—
奥妥珠单抗	1000mg	—	—	—
贝林妥欧单抗	根据诱导期、巩固期、维持期及体重差异使用不同剂量	—	—	—
阿基仑赛	2.0×10⁶ CAR-T 细胞 /kg	—	—	—
瑞基奥仑赛	100×10⁶ CAR-T 细胞	—	—	—
泽沃基奥仑赛	1.5×10⁸ CAR-BCMA 阳性 T 细胞	—	—	—

第四节 药物相互作用

一、药物体内过程

药物在体内经历吸收（Absorption）、分布（Distribution）、代谢（Metabolism）、排泄（Excretion）四个步骤，简称为药物的体内 ADME 过程。本书收录用于治疗白血病的口服肿瘤靶向蛋白激酶抑制剂主要为片剂或胶囊剂。药物经口进入胃后，在胃酸的作用下，经历崩解（片剂）、胶囊壳溶解（胶囊剂）后，主要在胃、小肠吸收，血药浓度逐渐升高，达到最大血药浓度（C_{max}）对应的时间即为其达峰时间（T_{max}），有些药物在大肠被菌群代谢后重新回到血液循环中，会造成血药浓度存在吸收双峰；与静脉制剂相比，相同剂量的口服制剂在体内的有效剂量即为生物利用度。在血液循环中，药物多数与血浆白蛋白或 α1- 酸性蛋白酶结合，血浆蛋白结合率通常在 80% 以上，部分药物达 95% 以上；药物随血液循环系统，到达不同的器官组织，应用表观分布容积（V_d）这一数值表征药物在体内的分布情况；药物多数在肝经细胞色素 P450 酶或其他 II 相酶代谢，生成活性代谢产物或无活性代谢产物，以原型或代谢产物的形式经肝脏／胆汁排泄或经肾／尿液排泄，本文涉及的药物多数为肝肾双通道排泄，并以肝／胆汁排泄更为显著；根据人体药代动力学研究可计算出人体消除半衰期（$T_{1/2\gamma}$），一般认为药物经 5~7 个消除半衰期即可认为从体内消除完全，因此该数值可用于计算药物洗脱期，可辅助判断药物不良反应的转归，联合用药等临床情境。本文介绍的白血病新型治疗药物的体内药代动力学参数见表 3–5。

表3-5　白血病新型治疗药物的体内药代动力学参数

通用名	达峰时间	峰浓度	蛋白结合率	消除半衰期	V_d	代谢酶	排泄途径
伊马替尼	–	–	95%	18h	9.4L/kg	CYP3A4	粪便 68%
尼洛替尼	3h	–	≈ 98%	17h	174L	CYP3A4	粪便 68.5%
达沙替尼	0.5~3h	–	≈ 96%	5~6h	2505L	CYP3A4	粪便 85%
氟马替尼	2h	（63.6±13.0）ng/ml（600mg）	89.4%	16~17h	分布广	CYP3A4	粪便 50%
奥雷巴替尼	4~8h	–	≥ 99.93%	25h	4580~23100L	CYP3A4、CYP2C9	粪便 93.9%
博舒替尼	6h	127ng/ml（400mg）	94%	（22.5±1.7）h	（6080±1230）L	CYP3A4	粪便 91.3%
泊那替尼	6h	65~73ng/ml	> 99%	12~66h	1101L	主要CYP3A4	粪便 87%
伊布替尼	1~2h	–	97.3%	4~6h	10000L	CYP3A、CYP2D6	粪便 80%
泽布替尼	2h	299ng/ml	94%	2~4h	522L	CYP3A	粪便 87%
奥布替尼	2h	（1580±376）ng/ml	93.5%	3.7~4.3h	（123±23.1）L	CYP3A4	粪便 49.4%
阿可替尼	0.75h	438ng/ml	97.5%	0.6~2.8h	34L	CYP3A	粪便 84%

通用名	达峰时间	峰浓度	蛋白结合率	消除半衰期	V_d	代谢酶	排泄途径
维奈克拉	5~8h	稳态（2.1±1.1）μg/ml	>99%	29h	256~321L	CYP3A	粪便99.9%
吉瑞替尼	4~6h	282ng/ml	≈90%	113h	1092L	CYP3A4	粪便64.5%
艾伏尼布	3h	4503ng/ml	92%~96%	93h	234L	CYP3A4	粪便
利妥昔单抗（静脉制剂）	输注结束	209μg/ml（中位数）	-	6.1~52天	2.7L	蛋白分解代谢	-
利妥昔单抗（皮下制剂）	3天	201μg/ml（中位数）	-	18.8~86.1天	4.38L	蛋白分解代谢	-
奥妥珠单抗	-	539.3μg/ml（中位数）	-	36.9天（中位数）	2.72L	蛋白分解代谢	-
贝林妥欧单抗	-	-	-	1.41~2.10h	（4.35±2.45）L	蛋白分解代谢	-
阿基仑赛	7~29天	129.1个细胞/μl	-	-	-	-	-
瑞基奥仑赛	7~27天	29693.5拷贝数/μg（缓解患者体内）	-	-	-	-	-
泽沃基奥仑赛	7~22天	145455.4拷贝数/μg gDNA	-	-	-	-	-

二、重要相互作用成分

影响药物体内相互作用的成分，包括影响胃酸的药物、药物代谢酶、药物转运体。

1. 抑酸药物

抑酸药物导致胃酸碱度（pH）升高，降低碱性药物在胃部的溶解度，从而降低药物在体内的吸收、生物利用度和有效性。常用的抑酸药物包括：①局部抗酸制剂：类碱性物质，中和胃酸，降低酸度，升高 pH，其作用是降低胃蛋白酶活性，促进血小板凝血以加速凝血，利于止血和预防再出血；某些药物可形成胶状物，可覆盖溃疡面，起收敛保护的作用。②H_2 受体拮抗剂（H_2RA）：H_2RA 通过结合、阻断泌酸细胞上的 H_2 受体来减少胃酸分泌。③质子泵抑制剂（PPI）：与胃泌酸细胞上的 H^+，K^+-ATP 酶相结合，从而减少胃酸分泌。④钾离子竞争性酸阻滞剂（P-CAB）：是一类新型抑酸药物，是 H^+，K^+-ATP 酶的竞争性可逆抑制剂，能够通过阻断 K^+ 与酶的结合发挥作用，P-CAB 无需在强酸环境下活化即可发挥作用，对酸稳定，在胃酸中不被降解，因此可以口服给药，而不需要制备肠溶制剂。在药物相互作用中，敏感药物一般不建议联合 PPI 类抑酸药物，与 H_2RA 联合可能需要间隔给药。

2.CYP 酶系抑制剂及诱导剂

细胞色素 P450 酶（CYP）是结合在细胞膜上的蛋白，通过催化氧化反应对大多数药物进行生物转化，并且在药物相互作用中起重要作用。CYP3A4 参与大部分已知药物的代谢，其次是 CYP2D6。CYP 活性受多种因素影响，如抑制剂、诱导剂等。CYP3A 抑制剂可造成药物代谢酶表达减少或活性降低，对于敏感底物，可造成药物体内暴露量升高 2~10 倍不等，导致不良反应的发生率及严重程度增加。CYP3A 诱导剂可导致代谢酶表达或活性增加，对于敏感底物，可导致药物体内暴露量降低 30%~90% 不等，使抗肿瘤药物疗效降低。根据对 CYP3A 的抑制、诱导程度不同，对临床影响较大的药物分成 CYP3A 强抑制剂、中抑制剂及强诱导剂、中诱导剂，具体见表 3-6。

3. 常见药物转运体

药物转运体介导的主动转运影响药物在体内的吸收、分布与消除。肝脏、肾脏、肠道和血脑屏障等多个器官表达转运体。ATP 结合盒（ABC）转运体家族是研究最广泛的药物转运体，ABC 是一种跨膜蛋白，可将其底物从细胞内转运到细胞外。由 ABCB1 基因编码的 P- 糖蛋白（P-gp）和由 ABCG2 基因编码的乳腺癌耐药蛋白（BCRP）为药物转运体中两种主要的外排型转运体，其他常见转运体还包括有机阴离子转运多肽（OATP）、多药及毒性化合物外排转运体

（MATE）。转运体可减少细胞对药物的摄入量，限制药物通过血脑屏障进入脑部，从肠腔进入肠上皮细胞，协助药物从肝细胞和肾小管消除，可影响药物的生物利用度和有效性。转运体抑制剂或诱导剂可能产生有临床意义的药物相互作用（表3-6）。

4. 其他代谢酶

腺苷脱羧酶是一种参与嘌呤代谢的酶，奈拉滨在腺苷脱羧酶作用下，可转化为 $9-\beta-D-$ 阿拉伯呋喃糖基鸟嘌呤（ara-G）从而发挥作用。在腺苷脱羧酶抑制剂（如喷司他丁）作用下，奈拉滨转化为活性成分 ara-G 的过程被抑制，进而降低疗效。

表3-6　常见药品药物相互作用

类别	药物示例
抑制剂	
CYP3A 强抑制剂	酮康唑、伊曲康唑、红霉素、克林霉素、阿扎那韦、奈法唑酮、沙奎那韦、泰利霉素、利托那韦、茚地那韦、奈非那韦、伏立康唑、吉非贝齐、克拉霉素、泊沙康唑、西柚汁
CYP3A 中抑制剂	阿瑞匹坦、西咪替丁、环丙沙星、克霉唑、克唑替尼、环孢素、红霉素、氟康唑、氟伏沙明、伊马替尼、托非索泮、维拉帕米、地尔硫革、考尼伐坦、决奈达隆
CYP1A2 强抑制剂	环丙沙星、依诺沙星、氟伏沙明
P-gp 抑制剂	酮康唑、利托那韦、泊沙康唑、维拉帕米、奎尼丁

类别	药物示例
BCRP 抑制剂	酮康唑、利福平
OATP1B1/B3 抑制剂	利托那韦、利福平
诱导剂	
CYP3A 强诱导剂	卡马西平、苯妥英钠、利福平、圣约翰草（贯叶连翘）、利福布汀、利福喷汀、苯巴比妥、地塞米松、恩杂鲁胺、米托坦、阿帕他胺
CYP3A 中诱导剂	波生坦、依非韦伦、依曲韦林、莫达非尼、奈夫丙林、扑米酮
CYP1A2 诱导剂	孟鲁司特、奥美拉唑、莫雷西嗪等
常见底物	
CYP3A 敏感底物	阿芬太尼、环孢素、双氢麦角胺、麦角胺、依维莫司、芬太尼、匹莫齐特、奎尼丁、西罗莫司、他克莫司
CYP3A4 敏感底物	尼索地平、克拉地平、辛伐他汀、洛伐他汀、咪达唑仑
CYP2C9 敏感底物	华法林、苯妥英、格列本脲等磺酰类降糖药、双氯芬酸钠、布洛芬、塞来昔布
P-gp 敏感底物	地高辛、达比加群酯、奥拉帕利、尼拉帕利、达沙替尼、吉非替尼
BCRP 敏感底物	甲氨蝶呤、氟伐他汀、瑞舒伐他汀、阿托伐他汀、米托蒽醌、托泊替康、拉帕替尼、柳氮磺吡啶
OATP1B1 敏感底物	阿托伐他汀、普伐他汀、瑞舒伐他汀、瑞格列奈、波生坦、缬沙坦、他汀类药物

类别	药物示例
MATE1 底物	二甲双胍
CYP1A2 底物	茶碱、咖啡因、氯氮平
CYP2B6 底物	安非他酮、依非韦伦
CYP2C8 底物	紫杉醇
CYP2C19 底物	奥美拉唑、兰索拉唑、氯吡格雷、西酞普兰
CYP2D6 底物	右美沙芬
UGT1A1 底物	伊立替康、托泊替康

注：强抑制剂：可致血浆 AUC 值增加 5 倍以上或清除率下降 > 80%；中抑制剂：可致血浆 AUC 值增加 2 倍以上或清除率下降 50%~80%；弱抑制剂：可致血浆 AUC 值增加 1.25~2 倍以上或清除率下降 20%~50%

三、体内相互作用

靶向药物体内相互作用机制主要包括：①合用药物 / 食物影响代谢酶 / 转运体，导致药物体内水平改变；②影响其他药物代谢酶 / 转运体，引起合用药物体内水平改变；③不良反应的叠加。肿瘤靶向蛋白激酶抑制剂多数通过 CYP3A 代谢，因此，多数需避免与 CYP3A 强诱导剂、强抑制剂联合使用，部分药物有与强诱导剂、强抑制剂合用的推荐剂量。此外，部分药物是代谢酶的抑制剂，可以影响合用药物的药效，或通过其他机制导致不良反应增加，详细信息见表 3-7。

表 3-7　白血病新型治疗药物的药物相互作用

通用名	CPY3A 抑制剂	CPY3A 诱导剂	P-gp 抑制剂	抗酸药	凝血	其他
伊马替尼	联用强效 CYP3A4 抑制剂伊马替尼 AUC 增加 40%	CYP3A4 诱导剂可降低伊马替尼血药浓度	—	—	联用华法林可延长凝血酶原时间	可抑制 CYP2D6、CYP2C9、CPY2C19 活性
尼洛替尼	避免联用强效 CYP3A4 抑制剂	CYP3A4 诱导剂可降低尼洛替尼血药浓度	—	—	—	联用 CYP3A4 的底物且治疗窗窄的药物（环孢霉素、他克莫司、芬太尼等）应加强治疗药物监测
达沙替尼	不推荐经全身联用强效的 CYP3A4 抑制剂	不推荐联用强效 CYP3A4 诱导剂	—	给药前/后间隔 2h 使用	—	采用抗酸药替代 H₂ 受体拮抗剂或质子泵抑制剂
氟马替尼	谨慎联用强效 CYP3A4 抑制剂	谨慎联用强效 CYP3A4 诱导剂	—	—	—	—
奥雷巴替尼	联用强效 CYP3A4 抑制剂奥雷巴替尼 AUC 增加 159%	联用强效 CYP3A4 诱导剂奥雷巴替尼 AUC 下降 75%	—	—	—	—

续表

通用名	CPY3A 抑制剂	CPY3A 诱导剂	P-gp 抑制剂	抗酸药	凝血	其他
博舒替尼	避免联用中 / 强效 CYP3A4 抑制剂	避免联用强效 CYP3A 诱导剂	—	给药 2h 后可使用	—	采用抗酸药替代或 H₂ 受体拮抗剂或质子泵抑制剂
泊那替尼	联用强效 CYP3A4 抑制剂泊那替尼 AUC 增加 78%	联用强效 CYP3A4 诱导剂泊那替尼 AUC 下降 62%	—	—	—	—
伊布替尼	避免联用中 / 强效 CYP3A4 抑制剂	避免联用中 / 强效 CYP3A4 诱导剂	联用增加 P-gp 或 BCRP 底物（如地高辛、甲氨蝶呤）浓度	—	—	—
泽布替尼	联用强效、中强效均需降低泽布替尼剂量	避免联用强效 CYP3A4 诱导剂，如联合中效诱导剂，增加泽布替尼剂量至每日 2 次，每次 320mg	—	—	—	—

续表

通用名	CPY3A 抑制剂	CPY3A 诱导剂	P-gp 抑制剂	抗酸药	凝血	其他
奥布替尼	避免联用中 / 强效 CYP3A4 抑制剂	避免联用中 / 强效 CYP3A4 诱导剂	—	—	—	—
阿可替尼	避免联用强效 CYP3A4 抑制剂，必要时，停用阿可替尼	避免联用强效 CYP3A4 诱导剂，不能避免时，增加阿可替尼剂量至每日 2 次，每次 200mg	—	给药同隔至少 2h 使用	—	使用 H₂ 受体拮抗剂前 2h 服用阿可替尼；避免联用质子泵抑制剂
维奈克拉	联用强效、中强效均需降低维奈克拉剂量	—	联用（如泊沙康唑、伏立康唑等），剂量至少降低 50%	—	联用增加华法林浓度	—
吉瑞替尼	避免联用强效 CYP3A 抑制剂	避免联用强效 CYP3A 诱导剂	避免联用 P-gp 抑制剂 / 诱导剂	—	—	可能降低 5-HT 受体或 σ 非特异性受体药物的疗效
艾伏尼布	避免联用强效 CYP3A4 抑制剂	避免联用强效 CYP3A4 诱导剂	—	—	—	—

续表

通用名	CPY3A 抑制剂	CPY3A 诱导剂	P-gp 抑制剂	抗酸药	凝血	其他
利妥昔单抗（静脉制剂）	-	-	-	-	-	-
利妥昔单抗（皮下制剂）	-	-	-	-	-	-
奥妥珠单抗	-	-	-	-	-	-
贝林妥欧单抗	-	-	-	-	-	可能会抑制 CYP450 酶，影响 CYP450 酶底物浓度
阿基仑赛	-	-	-	-	-	-
瑞基奥仑赛	-	-	-	-	-	-
泽沃基奥仑赛	-	-	-	-	-	-

注：- 为说明书中无此项内容

第五节　个体化用药管理

治疗药物监测（TDM）是指在临床进行药物治疗过程中，观察药物疗效的同时，定时采集患者的体液（如血液、尿液、唾液等），测定其中的药物或其代谢产物的浓度，探讨药物在体内的生物转化过程以及药物浓度的安全范围，并以药动学和药效学理论为基础，借助先进的分析技术与电子计算机手段，设计最佳给药方案（药物剂量、给药途径、用药间隔等），实现个体化用药。根据治疗药物监测的结果，实时地调整药物给药剂量，可以提高药物疗效，避免或减少毒副作用，同时为药物过量中毒的诊断和处理以及患者的用药依从性提供重要依据。

传统的细胞毒类药物和分子靶向药物依然是当今临床抗肿瘤药物治疗的主流方案。一方面，抗肿瘤药物的治疗指数低，毒性相对较大，用药时容易出现药量不足或过量中毒的现象，并且药物在患者体内吸收、分布、代谢和排泄过程存在广泛的个体差异。另一方面，癌症患者的治疗方案需要不断改进，联合用药种类繁多，口服肿瘤靶向蛋白激酶抑制剂由于受到药物代谢酶和转运体的影响，在其诱导剂或抑制剂作用下容易出现药物之间的相互作用情况，从而改变药物本身的药动学和药效学，最终导致抗肿瘤治疗失败。因此，抗肿瘤药物在临床应用时有必要进行治疗药物监测。现阶段，临床已经开展的白血病新型治疗药物的 TDM 情况如表 3-8 所示。

表 3-8　白血病新型治疗药物的治疗药物监测

通用名	采样时机及监测指标	参考范围
尼洛替尼	规律服药一周后，监测服药前谷浓度 C_{min}	$C_{min} > 800ng/ml$
达沙替尼	规律服药一周后，监测服药后峰浓度 C_{max} 和服药前谷浓度 C_{min}	$C_{min} < 2.5ng/ml$ $C_{max} > 50ng/ml$
伊布替尼	规律服药一周后，监测多个药物浓度点，计算药时曲线下面积 AUC	套细胞淋巴瘤（560mg qd）： AUC=（953 ± 705）ng × h/ml 慢性淋巴细胞白血病（420mg qd）： AUC=（680 ± 517）ng × h/ml
吉瑞替尼	规律服药一周后，监测服药前谷浓度 C_{min}	$C_{min} > 100ng/ml$
维奈克拉	规律服药一周后，监测服药后 6h 浓度 C_{6h}	$C_{6h} \approx 2.0\mu g/ml$
利妥昔单抗	监测给药后谷浓度 C_{min}	B 细胞淋巴瘤： $C_{min} \geq$（59.7 ± 11.4）$\mu g/ml$

第六节　用药教育

用药教育是指医师、护士或药师直接对患者及家属进行解答用药疑问或用药注意事项，介绍药物和疾病知识，开展公众交流，为公众提供用药咨询的药学服务活动。用药教育是药学信息服务中最重要的内容之一，也是临床药师参与药物治疗的组成部分。目前，肿瘤患者的 5 年生存率有所提高，较多肿瘤患者能够长期存活，但在接受放化疗等治疗过程中，也会产生不良反应，使其生活质量下降严重，甚至会危及其生命，这就需要患者具备一定的用药知识，强化防范意识，能够及时地辨别和处理不良反应，提高治疗安全性。同时，也需要采取有效的干预手段，帮助患者提高对治疗过程用药的重视程度，了解正确的用药方法，保障其获得最佳的治疗效果。

白血病新型治疗药物的用药教育内容：

1. 药物通用名、商品名或其他常用名称，以及药物的治疗分类、用途及效果。

2. 药物的预计起效时间及未起效时的应对措施，重点应告知患者一般在治疗两个周期后进行评效。

3. 药物剂型、给药途径、剂量、用药时间和疗程，这部分内容应重点强调治疗周期，注射剂强调给药过程中应控制给药速度以降低输液反应的发生，口服制剂强调不得自行增减剂量及频次。

4. 药物的特殊剂型、特殊装置、特殊配置方法的给药说明，这部分应告知患者是否有严重过敏反应史，对于有严重过敏史患者给药前可给予相应的预处理。

5. 用药期间应监测的症状体征及检验指标的重要意义，由于治疗导致的不良反应可能在该类药治疗期间或该药治疗停止后的任何时间发生，治疗过程中也应做好定期评估，以便早期发现不良事件，根据不良事件的严重程度，及早对症处置防止严重 ADR 的发生。

6. 可能出现的常见和严重的不良反应，可采取的预防措施及发生不良反应后应采取的应急措施，鼓励患者积极反馈自身不良反应。应持续对患者进行监测（至少至末次给药后 5 个月），因为不良反应可能在该药治疗期间或该药治疗停止后的任何时间发生。尤其对于高龄、有慢性疾病及器官功能障碍的高危患者，强调早期发现异常及时就诊的重要。

7. 用药之前，应告知医护人员过敏史、孕乳期、合并用药（包括处方药、非处方药、保健品、传统用药）等，有条件的情况下，鼓励患者开展相关药物基因多态性检测，以降低遗传因素对患者用药的影响。由药师判断潜在的药物–药物、药物–食物/保健品、药物–疾病及药物–环境的相互作用或禁忌。

8. 药物的适宜贮存条件。

9. 如何做好用药记录和自我监测，以及如何及时联系到药师。

4

第四章

特殊人群使用
风险管理

特殊人群包括儿童及青少年、老年人、妊娠期与哺乳期妇女、肝功能不全患者、肾功能不全患者等。药物临床前试验及临床试验通常在健康人群中开展，而特殊人群生理、生化功能等与一般人群有明显区别，药物的吸收、分布、代谢、排泄等特性以及机体对药物治疗的应答效果均存在显著差异，因此在用药前需要充分评估治疗禁忌或者进行剂量调整。此外，药品说明书部分对特殊人群的给药说明也不甚明了，这也对临床实际用药造成困扰，需要特别关注。

第一节　儿童

本书收录的大部分药品在儿童中应用的有效性和安全性尚不明确，因此并不推荐使用。

伊马替尼用于 3 岁以上儿童及青少年的安全有效性信息主要来自国外临床研究数据。依据成人的剂量，推荐日剂量为：慢性期加速期和急变期 340mg/m^2（总剂量不超过 600mg/d）。制订儿童患者的每日推荐剂量，计算所得剂量一般应上下调整至整百毫克，12 岁以下儿童的剂量一般应上下调整至整五十毫克。尚无 3 岁以下儿童治疗的经验。

尼洛替尼在 2~18 岁的儿童患者中可以应用，2 岁以下儿童患者和 Ph+CML 加速期或急变期的儿童患者的用药经验尚不足。尼洛替尼对年龄小于 18 岁的儿童和青少年的长期影响尚不清楚，但在已接受治疗的儿童患者出现生长迟缓的病例报告，用药期间需要密切监测儿童生长情况。

利妥昔单抗（静脉制剂）在初治的弥漫大 B 细胞性非霍奇金淋巴瘤（DLBCL）/伯基特淋巴瘤（BL）/双表型白血病（BAL）/B 细胞淋巴母细胞淋巴瘤（BLL）儿童患者（年龄 ≥ 6 个月至 < 18 岁）中的安全性特征在类型、性质和严重程度上与成人非霍奇金淋巴瘤（NHL）和慢性淋巴细胞白血病（CLL）患者中的已知安全性特征基本一致。3 岁以下 B 细胞非霍奇金淋巴瘤（B-NHL）患者的可用数据有限。利妥昔单抗（静脉制剂）不应用于 < 6 个月的 CD20 阳性弥漫大 B 细胞淋巴瘤患者。利妥昔单抗皮下给药后的儿科患者中没有可用的药代动力学数据。在一些使用利妥昔单抗治疗的儿童患者中观察到低丙种球蛋白血症，某些严重病例需要长期免疫球蛋白替代治疗。儿童患者长期 B 细胞耗竭的后果尚不明确。

贝林妥欧单抗尚未在中国儿童患者中确定贝林妥欧单抗的有效性和安全性。该药物在境外进行的单臂临床试验临床研究（MT03-205）数据表明，接受贝林妥欧单抗治疗的儿童患者中的不良反应的类型与复发或难治性前体 B 细胞急性淋巴细胞白血病成人患者中观察到的相似。儿童人群中比成人人群中更频繁（差异 ≥ 10%）的不良反应包括发热、高血压、贫血、输液相关反应、血小板减少症、白细胞减少症以及体重增加。在年龄小于 2 岁的儿童患者中，神经系统毒性的发生率与其他年龄组无显著不同，但其表现不同；报告的仅有的事件术语是激越、头痛、失眠、嗜睡和易激惹。婴儿中低钾血症的发生率（50%）也高于其他儿童年龄队列（15%~20%）或成人人群（17%）。在基于 BSA 的给药组中，成人和儿科患者使用相同剂量水平后的贝林妥欧单抗稳态浓度具有可比性。

第二节　老年人

老年人存在生理性的脏器功能减退，对药物的敏感性增加，故而用药更需要警惕不良反应的发生（表 4-1）。本书录入的药品中，奈拉滨在 ≥ 65 岁以上的患者中的临床应用数据有限，需要谨慎选择剂量；利妥昔单抗（皮下制剂）应用于老年人的疗效和安全性尚未确定，因此不推荐使用；其余药物均可用于 ≥ 65 岁老年人群。

表 4-1 老年患者用药风险管理

药品	风险管控措施	管控依据
维奈克拉	无需调整剂量	在临床试验中，接受本品联合阿扎胞苷治疗的 67 例患者中，96% 的患者年龄 ≥ 65 岁，63% 的患者年龄 ≥ 75 岁。在 AML 患者中进行的本品临床研究中，未入组足够数量的年轻成人，无法确定 65 岁及以上的患者与年轻患者在应答方面是否存在差异
伊马替尼	无需调整剂量	与年龄有关的肌酐清除率的降低对甲磺酸伊马替尼的药代动力学无明显影响
达沙替尼	无需调整剂量	达沙替尼的临床试验中，老年患者中的安全性特征与其在年轻人群中的安全性特征类似，但是年龄 ≥ 65 岁的患者更有可能出现常见的不良反应，如疲劳、胸腔积液、呼吸困难、咳嗽、下消化道出血和食欲不良，而且更有可能发生不太常见的不良反应，如腹胀、眩晕、心包积液、充血性心衰和体重降低，应当对其进行密切的观察
尼洛替尼	无需调整剂量	临床研究中有 12%~30% 的受试者为 65 岁或以上患者。与 18~65 岁年龄组的成人受试者相比较，在 ≥ 65 岁的患者中没有观察到安全性及有效性方面的差异
氟马替尼	无需调整剂量	对老年患者无需因为年龄因素进行剂量调整
博舒替尼	无需调整剂量	在对 Ph+ CML 患者既往博舒替尼治疗耐药或不耐受的 CML 患者的单臂研究中，20% 的患者年龄在 65 岁及以上，4% 的患者年龄在 75 岁及以上。在研究中接受博舒替尼治疗新诊断 CML 的 268 例患者中，20% 的患者年龄在 65 岁及以上，5% 的患者年龄在 75 岁及以上。在这些患者和年轻患者之间没有观察到安全性和有效性的总体差异，其他报道的临床经验也没有确定老年患者和年轻患者之间的反应差异，但不能排除一些老年人更敏感的可能性

续表

药品	风险管控措施	管控依据
泊那替尼	无需调整剂量	在泊那替尼相关的 3 个临床研究中（PhALLCON、OPTIC、PACE），与 65 岁以下人群相比，老年患者用药的疗效无差异。但是 65 岁以下人群更容易出现不良反应
奥雷巴替尼	无需调整剂量	本品关键临床试验中，≥ 60 岁的患者占 15.6%。在整体患者人群和老年患者之间未观察到安全性或有效性的总体差异。在老年患者中未观察到具有临床意义的与年龄相关的药代动力学差异。对老年患者无需因为年龄因素进行剂量调整。由于老年患者用药情况比较复杂，建议用药过程中谨慎观察导致不良反应的高危因素
奥布替尼	无需调整剂量	本品 CLL/SLL（ICP-CL-00103）和 MCL（ICP-CL-00102）关键临床试验中，≥ 65 岁的患者分别占 27.5% 和 28.3%。在年轻患者和老年患者之间，未观察到安全性或有效性的总体差异
阿可替尼	无需调整剂量	在本品临床研究中接受单药治疗的 1040 例患者中，年龄在 65~75 岁的患者占比 41%，年龄 ≥ 75 岁的患者占比 22%。在 ≥ 65 岁患者和年轻患者之间，未观察到安全性或有效性存在有临床意义的差异
伊布替尼	无需调整剂量	伊布替尼的临床研究共纳入 1200 例患者，其中 64% 的患者 ≥ 65 岁。接受伊布替尼治疗的老年患者更常发生 ≥ 3 级感染性肺炎（≥ 65 岁的患者为 12%；< 65 岁的患者为 7%）。年龄对伊布替尼的药代动力学没有具有临床意义的影响

药品	风险管控措施	管控依据
泽布替尼	无需进行剂量调整	本品临床试验接受单药治疗的 1550 例患者中，61% 的患者 ≥ 65 岁，22% 的患者 ≥ 75 岁。在疗效上，老年患者与年轻患者未观察到总体差异。年龄因素对泽布替尼药代动力学的影响不具有临床意义
吉瑞替尼	无需调整剂量	进行群体药代动力学分析以评价内在和外在协变量对复发性或难治性 AML 患者中吉瑞替尼预测暴露的影响。协变性分析表明，年龄（20~90 岁）和体重（36~157kg）具有统计学意义。但是，吉瑞替尼暴露量的预测变化小于 2 倍
艾伏尼布	无需调整剂量	在临床研究中，179 例复发性或难治性 AML 患者中有 112 例（63%）年龄在 65 岁或以上，有 40 例（22%）患者在 75 岁或以上。在 65 岁及以上复发性或难治性 AML 患者与年轻患者之间未观察到有效性或安全性方面的总体差异
利妥昔单抗（静脉制剂）	无需调整剂量	国外和国内临床研究中均纳入了老年患者，结果提示本品可用于老年患者，无特殊禁忌
利妥昔单抗（皮下制剂）	不推荐使用	利妥昔单抗产品应用于老年人的疗效和安全性尚未确定
奥妥珠单抗	无需调整剂量	在 iNHL 患者的关键研究中，年龄为 65 岁或以上的患者发生的严重不良事件和导致退出或死亡的不良事件多于年龄 < 65 岁的患者。在有效性方面未观察到显著临床差异

续表

药品	风险管控措施	管控依据
贝林妥欧单抗	≥65岁无需调整剂量，75岁及以上患者的用药经验有限	所有在贝林妥欧单抗临床研究中接受治疗的急性淋巴细胞白血病患者中，大约12%患者≥65岁，2%患者≥75岁。未观察到这些患者与年轻患者之间安全性或有效性存在总体性差异，并且其他报告的临床经验未发现老年患者与年轻患者之间的疗效差异。但是，老年患者中严重感染和神经系统毒性的发生率更高，包括认知障碍、脑病和意识模糊
阿基仑赛	无需调整剂量	ZUMA-1临床试验、中国临床试验及上市后的使用中包括了老年患者
瑞基奥仑赛	无需调整剂量	临床试验中不同年龄组在疗效及安全性上表现接近，临床数据未见有显著差异
泽沃基奥基仑赛	无需调整剂量	102例接受本品治疗的患者中位年龄为59.5岁（38~75岁），其中31例（30.4%）患者年龄超过65岁

第三节　育龄期人群及妊娠期、哺乳期女性

抗肿瘤药物对育龄期女性的影响主要体现在可引发医源性早发性卵巢功能不全，即可引起女性卵巢功能受限或者卵巢功能衰竭，继而限制受孕能力。对于育龄期男性，则可能引发睾丸毒性，但是相关的研

究数据有限。对于有生育愿望的患者，在使用抗肿瘤药物之前，首先应该进行怀孕状况的检测，以明确是否存在用药禁忌；如果已经处于抗肿瘤药物治疗期间，则应该采取有效的避孕措施，并在药物治疗结束后一段时间方可准备怀孕。动物实验数据提示几乎所有纳入的药物均具有生殖毒性，可造成出生缺陷、流产或其他不良后果，因此在妊娠期间不推荐使用。关于各类药物在人乳中分泌、对接受母乳喂养婴儿的影响及乳腺分泌影响的相关数据甚少，但是婴幼儿应用抗肿瘤药物的风险客观存在，因此在用药期间不推荐哺乳。同时基于药物的药代动力学特性，部分药物说明书给出了明确停药后可恢复哺乳的具体期限。育龄期患者及妊娠期、哺乳期患者的具体用药信息见表4-2、表4-3、表4-4。

表4-2　育龄期患者用药风险管理

药名	避孕
维奈克拉	女性：在治疗期间以及最后一次给药后至少30天内进行有效避孕
伊马替尼	女性：在治疗期间以及停止治疗后至少15天应使用有效的避孕措施
达沙替尼	女性：在治疗期间采取有效的避孕措施
尼洛替尼	女性：在治疗期间以及治疗结束后至少2周内必须采取高效的避孕措施
氟马替尼	未描述

续表

药名	避孕
博舒替尼	女性：在治疗期间和最后一次给药后至少 2 周内使用有效的避孕措施
泊那替尼	女性：在治疗期间和最后一次给药后 3 周内使用有效的避孕措施
奥雷巴替尼	女性：在治疗期间以及末次给药后 4 个月内应采取有效的避孕措施 男性：在治疗期间以及末次给药后 4 个月内本人或性伴侣也应该采取有效的避孕措施
奥布替尼	女性：在治疗期间以及终止本品治疗结束后 1 个月内必须采取高效的避孕措施，使用激素避孕方法的女性还必须额外使用一种屏障避孕法 男性：在治疗期间以及结束治疗后至少 3 个月内采取高效的避孕措施
阿可替尼	女性：在治疗期间应避免妊娠
伊布替尼	女性：在治疗期间以及终止本品治疗后 1 个月内避免怀孕，必须采取高效的避孕措施。使用激素避孕方法的女性还必须额外使用一种屏障避孕法 男性：在治疗期间以及结束治疗后 3 个月内避免生育
泽布替尼	女性：在治疗期间及治疗结束后 1 周内采取高效避孕措施 男性：在治疗期间以及治疗结束后 1 周内采取高效避孕措施
吉瑞替尼	女性：在治疗期间以及治疗后 6 个月内采取有效避孕措施 男性：在治疗期间以及末次给药后至少 4 个月内采取有效避孕措施

药名	避孕
艾伏尼布	女／男性：具有生育能力的女性患者、具有生育能力女性伴侣的男性患者应在治疗期间及末次给药后至少 1 个月内使用有效避孕方法。与本品合并给药可能降低激素避孕药的浓度，接受本品治疗的患者应在治疗期间及末次给药后至少 1 个月内使用其他的避孕方法
利妥昔单抗（静脉制剂）	女性：在治疗期间及治疗后的 12 个月，必须采取有效的避孕措施
利妥昔单抗（皮下制剂）	女性：在治疗期间及治疗后的 12 个月，必须采取有效的避孕措施
奥妥珠单抗	女性：在治疗期间和治疗之后 18 个月内应使用有效的避孕措施
贝林妥欧单抗	女性：在治疗期间和最后 1 次给药后至少 48h 内采取有效的避孕措施
阿基仑赛	由于没有充足的暴露数据，无法提供关于使用本品治疗后避孕持续时间的建议
瑞基奥仑赛	暂无相关数据
泽沃基奥仑赛	由于没有充足的暴露数据，无法提供关于使用本品治疗后避孕持续时间的建议

表 4-3 妊娠期患者用药风险管理

药品	风险管控措施	管控依据
维奈克拉	在妊娠期间，不应该服用本品，如果有必要在妊娠期间使用，必须告知患者对胎儿的潜在毒性	无可用的数据表明妊娠女性服用本品会出现药物相关风险。根据在动物试验中观察到的结果及其作用机制，妊娠女性服用本品可能会造成胚胎 – 胎儿毒性。所有妊娠都有先天缺陷、流产或其他不良后果的背景风险

续表

药品	风险管控措施	管控依据
伊马替尼	仅在预期获益超过胎儿潜在风险时，方可在妊娠期间使用甲磺酸伊马替尼。如妊娠期间服用甲磺酸伊马替尼，必须告知其对胎儿可能的危害	根据动物生殖研究的结果，妊娠期妇女使用本品会对胎儿造成伤害。目前尚无妊娠期妇女使用伊马替尼的临床试验。已有服用本品的妇女发生自然流产和婴儿先天性异常的上市后报告
达沙替尼	除非有明确的需要，否则本品不应用于妊娠期妇女。如果在妊娠期间服用该药，或是患者在服用该药期间发生妊娠，那么患者必须被告知其对胎儿的潜在危险	动物研究已经证实了该药的生殖毒性。基于人体经验，怀疑在妊娠期间服用达沙替尼可导致先天性畸形，包括神经管缺陷，以及对胎儿有害的药理作用。药物上市后有报道在妊娠期间服用该药的妇女出现自然流产及胚胎或胎儿异常。非临床研究中，在低于在人体内进行达沙替尼治疗时所观察到的血药浓度下，在大鼠和家兔中观察到胚胎－胎仔毒性。观察到大鼠出现胎儿死亡
尼洛替尼	在妊娠期间，不应该服用本品，如果有必要在妊娠期间使用，必须告知患者对胎儿的潜在毒性	在妊娠期妇女中，没有使用本品的数据。动物研究没有证据显示致畸性，但是在引起母体毒性的剂量下，也观察到胚胎毒性和胎儿毒性
氟马替尼	仅在预期获益超过胎儿潜在风险时，可在妊娠期间使用	目前尚缺乏妊娠期妇女使用甲磺酸氟马替尼的临床资料，对胎儿可能的毒性目前不详

药品	风险管控措施	管控依据
博舒替尼	在妊娠期间不建议使用本品治疗	目前尚无妊娠期妇女用药相关风险的可用数据。基于动物研究的发现及其作用机制，博舒替尼在给妊娠期妇女使用时可能对胎儿造成伤害，包括结构异常、胚胎-胎儿死亡和生长改变。所有怀孕都有出生缺陷、流产或其他不良后果的背景风险
泊那替尼	在妊娠期间不建议使用本品治疗	目前尚无妊娠期妇女用药相关风险的可用数据 根据动物实验结果及其作用机制，当给妊娠期妇女使用泊那替尼时，可能会对胎儿造成伤害
奥雷巴替尼	如果在使用本品治疗期间发生妊娠，必须对个体进行风险/获益评估，并充分告知有关药物对胎儿的潜在危害。除非经医生评估获益大于风险，否则妊娠期间不应使用本品	尚无妊娠女性使用本品的数据。根据非临床研究，本品具有生殖毒性
奥布替尼	如果在妊娠期间服用本品或服用本品期间妊娠，应明确告知患者本品对胎儿的潜在危害	未描述

续表

药品	风险管控措施	管控依据
阿可替尼	除非患者的临床情况必须使用阿可替尼治疗，否则妊娠期间应禁用本品	尚无妊娠期妇女使用阿可替尼的数据。基于动物研究的结果，妊娠期间暴露于阿可替尼可能导致胎儿危害。在大鼠中观察到难产（分娩困难或产程延长），并在妊娠家兔中观察到与给药相关的胎儿生长减缓
伊布替尼	如果在妊娠期间使用本品或者患者服用本品时妊娠，应告知患者本品对胎儿的潜在危害	目前还没有伊布替尼在妊娠期妇女中使用的数据，无法告知是否存在重大出生缺陷和流产的药物相关风险。动物试验的研究结果表明，伊布替尼作为一种激酶抑制剂，可对胎儿造成伤害。在动物生殖研究中，妊娠大鼠和家兔于器官形成期接受伊布替尼给药，当暴露量达到临床剂量（每日420~560mg）的2~20倍时，引起了包括结构畸形在内的胚胎-胎仔毒性。所有妊娠均有出生缺陷、胚胎丢失或其他不良结局的背景风险
泽布替尼	建议女性在服用本品期间应避免怀孕及母乳喂养，如果在妊娠期间使用本品或者患者服用本品时妊娠，应告知患者本品对胎儿的潜在危害	建议女性在服用本品期间应避免怀孕及母乳喂养，如果在妊娠期间使用本品或者患者服用本品时妊娠，应告知患者本品对胎儿的潜在危害

药品	风险管控措施	管控依据
吉瑞替尼	不建议妊娠期和有生育能力但未采取有效避孕措施的女性使用本品	妊娠期妇女服用本品可能对胎儿造成伤害。没有关于妊娠期妇女使用本品治疗的数据。大鼠生殖研究显示，本品可抑制胎崽生长、导致胚胎胎崽死亡和致畸
艾伏尼布	如果在妊娠期间服用本品，或者患者在服药期间怀孕，应告知患者其对胎儿的潜在风险	妊娠期女性接受本品治疗可能对胎儿造成伤害
利妥昔单抗（静脉制剂）	妊娠期妇女应禁用利妥昔单抗产品，除非可能的获益高于风险	已知免疫球蛋白 IgG 可通过胎盘屏障。在研究中观察到母体动物暴露于利妥昔单抗时，其新生子代在出生后阶段出现 B 细胞群缺失现象。在人类临床试验中，还没有对母亲暴露于利妥昔单抗后对新生儿 B 细胞水平的影响进行研究。尚未无妊娠期妇女有关的充分、良好对照研究数据，但是，怀孕期间使用过利妥昔单抗的母亲所产新生儿有报告一过性 B 细胞耗竭和淋巴细胞减少
利妥昔单抗（皮下制剂）	妊娠期妇女应禁用利妥昔单抗产品，除非可能的获益高于风险	皮下制剂后可能达到的人体全身暴露水平（基于最保守的假设）相似时，可见胎儿体重下降和再吸收数量增多。无证据表明因全身暴露 rHuPH20 导致的畸形（即畸形发生）

续表

药品	风险管控措施	管控依据
利妥昔单抗（皮下制剂）	妊娠期妇女应禁用利妥昔单抗产品，除非可能的获益高于风险	已知免疫球蛋白 IgG 可通过胎盘屏障。在临床试验中，还没有对母亲暴露于利妥昔单抗产品后对新生儿 B 细胞水平的影响进行研究。尚无怀孕妇女有关的充分、良好对照研究数据，但是，怀孕期间使用过利妥昔单抗产品的母亲所产新生儿有报告一过性 B 细胞耗竭和淋巴细胞少
奥妥珠单抗	避免使用，除非认为对母亲的治疗获益超过对胎儿的潜在风险	尚未在妊娠女性中进行过研究。动物实验提示妊娠期雌性食蟹猴给药，产前流产 / 死亡发生率高于同期对照组，未见胚胎毒性或致畸作用。给药组母体动物可见继发的机会性感染和（或）免疫复合物介导的超敏反应。产后第 28 天进行首次检测时，幼仔体内的奥妥珠单抗在当天母体血清浓度范围内，且 B 淋巴细胞完全耗竭。在出生后 6 个月内，幼仔的 B 淋巴细胞计数恢复至正常水平，免疫功能也得到恢复
贝林妥欧单抗	妊娠期间不推荐使用本品，除非临床需要，应告知妊娠期妇女本品对胎儿的潜在风险	尚无贝林妥欧单抗用于妊娠期妇女的数据。根据作用机制，贝林妥欧单抗在用于妊娠期妇女时可能会导致包括 B 淋巴细胞减少症在内的胎儿损害。在动物生殖研究中，给予妊娠小鼠的鼠替代分子可透过胎盘屏障，本品可能经过母体传播给发育中的胎儿。所有妊娠都有出生缺陷、丢失或其他不良结局的背景风险

药品	风险管控措施	管控依据
阿基仑赛	本品不推荐应用于妊娠期女性，而且本品治疗后，一旦发生妊娠需要与主治医师进行讨论	目前尚无在妊娠期女性患者中使用本品的数据。没有对本品进行动物生殖和发育毒性研究，因此无法评估妊娠期女性使用是否会对胎儿产生危害。本品是否能转移给胎儿也尚未知。基于作用机制，如果转导的细胞穿过胎盘，则可能对胎儿产生毒性，包括B淋巴细胞减少
瑞基奥仑赛	暂无相关数据	暂无相关数据
泽沃基奥仑赛	本品不推荐应用于妊娠期女性，而且本品治疗后，一旦发生妊娠需要与主治医师进行讨论	目前尚无在妊娠期女性患者中使用本品的数据。没有对本品进行动物生殖和发育毒性研究，因此无法评估妊娠期女性使用是否会对胎儿产生危害。尚不知晓本品是否有可能传给胎儿。基于作用机制，如果转导的细胞穿过胎盘，则可能对胎儿产生毒性，包括B细胞发育不全或低丙种球蛋白血症

表 4-4　哺乳期患者用药风险管理

药品	风险管控措施	管控依据
维奈克拉	由于接受母乳喂养的婴儿有发生潜在的严重不良反应的可能性，建议女性在本品治疗期间以及末次给药后 1 周内停止母乳喂养	尚无人乳中存在本品分泌、对接受母乳喂养婴儿的影响或对乳汁分泌影响的相关数据。当对哺乳大鼠给药时，维奈克拉出现在乳汁中

药品	风险管控措施	管控依据
伊马替尼	本品治疗期间以及停止治疗后至少 15 天不建议哺乳	伊马替尼和其代谢产物能分泌入人的乳汁中。婴儿暴露于低剂量伊马替尼的影响尚不清楚。伊马替尼和其代谢产物在乳汁血浆中的浓度比分别为 0.5 和 0.9，说明代谢物进入乳汁中的比例更高。根据伊马替尼和其代谢产物合并浓度以及婴儿每日的乳汁的最大摄入量，婴儿总体药物暴露很低，仅占疗效量的约 10%。但是由于尚不知道伊马替尼低剂量对婴儿暴露的影响，因此，正在服用本品的女性不应哺乳
达沙替尼	本品治疗期间，应停止母乳喂养	目前有关达沙替尼通过人类或动物乳汁排泄的信息尚不足且有限。有关达沙替尼的物理化学数据和现有的药效学/毒理学数据表明该药可以分泌进入乳汁，并且无法排除其对哺乳婴幼儿的危险
尼洛替尼	哺乳期妇女在服用尼洛替尼期间和最后一次给药后 2 周内不应该进行哺乳	尚不清楚本品是否通过人乳汁排泄。动物研究显示，本品会进入乳汁中
氟马替尼	未描述	目前尚缺乏甲磺酸氟马替尼是否经人乳汁排泄的资料
博舒替尼	由于可能对哺乳期儿童产生严重不良反应，不建议在 BOSULIF 治疗期间以及在最后一次给药后至少 2 周内母乳喂养	没有关于博舒替尼或其代谢物在母乳中的存在或其对母乳喂养儿童或乳汁产量的影响的数据。然而，博舒替尼存在于哺乳期大鼠的乳汁中

药品	风险管控措施	管控依据
泊那替尼	建议妇女在使用泊那替尼治疗期间和末次给药后1周内不要哺乳	尚无人乳中存在本品分泌、对接受母乳喂养婴儿的影响或对乳汁分泌影响的相关数据
奥雷巴替尼	母乳喂养可能会导致婴儿因本品产生严重不良反应，因此建议哺乳母亲停止母乳喂养，在接受本品治疗期间以及末次给药后至少（7天）内不进行母乳喂养	目前尚无本品用于哺乳期女性的资料，尚无奥雷巴替尼或其代谢产物是否会分泌入人乳，或是否会对母乳喂养的婴儿或乳汁生成造成影响的数据
奥布替尼	建议在使用本品的过程中及末次给药后两周内停止母乳喂养	围产期毒理实验尚未开展，也无哺乳期妇女服用本品的研究资料，缺乏本品及其代谢物是否会经人乳分泌，是否会对母乳喂养的婴儿或乳汁生成造成影响的数据
阿可替尼	不能排除对婴儿的风险。建议哺乳母亲在本品治疗期间和末次给药后2天内不要哺乳	尚不清楚阿可替尼是否通过人类乳汁排泄。尚无阿可替尼对母乳喂养婴儿或对乳汁分泌影响的数据。哺乳期大鼠的乳汁中存在阿可替尼及其活性代谢产物
伊布替尼	伊布替尼治疗期间应停止哺乳	目前尚无信息涉及伊布替尼及其代谢产物是否会经人乳分泌，是否会对母乳喂养的儿童或乳汁生成造成影响。因为很多药物都可分泌到乳汁中，且伊布替尼在哺乳婴儿中可能引发严重不良反应

续表

药品	风险管控措施	管控依据
泽布替尼	建议哺乳期女性在接受本品治疗期间以及末次给药后至少两周内不要进行母乳喂养	目前尚无关于本品及其代谢产物是否会经人乳分泌,是否会对母乳喂养婴儿或乳汁生成造成影响的数据。母乳喂养可能会导致婴儿因本品产生严重不良反应
吉瑞替尼	在本品治疗期间及末次给药后至少2个月内停止哺乳	尚不清楚本品及其代谢产物是否会分泌至人乳汁中。已有动物数据显示,本品及其代谢产物经哺乳期大鼠的乳汁排泄,并通过乳汁分布至大鼠幼崽的组织中。因此无法排除本品治疗对母乳喂养婴儿的风险
艾伏尼布	建议在本品治疗期间和最后一次给药后至少1个月停止哺乳	暂无人乳中本品或代谢物、对母乳喂养幼儿的影响或者对乳汁产量的影响的数据。许多药物可分泌到人乳中,并且母乳喂养幼儿可能发生不良反应
利妥昔单抗(静脉制剂)	不建议在接受利妥昔单抗产品治疗期间进行母乳喂养,并且在利妥昔单抗产品治疗后6个月内最好也不要进行母乳喂养	已知母体的 IgG 可进入乳汁,据报道利妥昔单抗以低浓度分泌进入乳汁。鉴于此发现对婴儿临床意义尚不明确,因此利妥昔单抗产品不得用于哺乳期女性
利妥昔单抗(皮下制剂)	利妥昔单抗产品不得用于哺乳的母亲	已知母体的 IgG 可进入乳汁,据报道利妥昔单抗以低浓度分泌进入乳汁。鉴于此发现对婴儿临床意义尚不明确,因此利妥昔单抗产品不得用于哺乳期女性

药品	风险管控措施	管控依据
奥妥珠单抗	建议哺乳期女性在奥妥珠单抗治疗期间和在奥妥珠单抗末次给药之后18个月内停止哺乳	IgG能分泌至母乳中，而且尚不清楚婴儿吸收的可能性和对婴儿的危害。动物研究已经显示了奥妥珠单抗能分泌至乳汁中
贝林妥欧单抗	建议患者在接受本品治疗期间和治疗后至少48h内不要进行母乳喂养	目前尚无关于贝林妥欧单抗是否在人乳中存在、对接受哺乳的婴儿的影响或是否对乳汁产生影响的信息。但是许多药物在人乳中排泄，并且由于暴露于本品的接受哺乳的婴儿可能发生严重不良反应，包括B淋巴细胞减少症
阿基仑赛	应告知哺乳期女性，本品对接受哺乳的婴儿存在潜在的风险	目前尚不清楚本品是否会经人乳分泌。应告知哺乳期女性，本品对接受哺乳的婴儿存在潜在的风险。应权衡考虑母乳喂养的益处，哺乳期女性接受本品的临床需求和对接受哺乳的婴儿可能存在的潜在风险
瑞基奥仑赛	暂无相关数据	暂无相关数据
泽沃基奥仑赛	应告知哺乳期女性，本品对接受哺乳的婴儿存在潜在的风险	目前尚不清楚本品是否会经人乳分泌。应告知哺乳期女性，本品对接受哺乳的婴儿存在潜在的风险。应权衡考虑母乳喂养的益处，哺乳期女性接受本品的临床需求和对接受哺乳的婴儿可能存在的潜在风险

表 4-5　患者生育力用药风险管理

药品	风险管控措施	管控依据
维奈克拉	本品治疗可能会导致男性的生育能力受损	在动物毒理研究中观察到睾丸毒性（生殖细胞损失）
伊马替尼	未描述	尚未进行接受伊马替尼的男性患者及其对男性生育力和精子生成的影响的人体研究。使用伊马替尼治疗担心影响生育力的男性患者应咨询医生
达沙替尼	未描述	达沙替尼对精子的作用尚不详，因此，性活跃的男性和女性在治疗期间应当采取有效的避孕措施
尼洛替尼	未描述	尼洛替尼对于男性和女性生育能力的影响未知
氟马替尼	未描述	目前尚缺乏甲磺酸氟马替尼对于男性和女性生育能力影响的资料
博舒替尼	未描述	有生殖潜力的女性或男性不育的风险尚未在人类中进行过研究。基于从动物研究中发现，博舒替尼可能导致具有生殖潜力的雌性和雄性生育力降低
泊那替尼	未描述	目前尚无关于本品对于生育力影响的临床数据
奥雷巴替尼	未描述	尚无本品对人类生育力影响的相关数据
奥布替尼	未描述	无

药品	风险管控措施	管控依据
阿可替尼	未描述	尚无本品对人类生育力影响的相关数据。在雄性和雌性大鼠的阿可替尼非临床研究中，未观察到对生育力参数的不利影响
伊布替尼	未描述	无
泽布替尼	未描述	无
吉瑞替尼	未描述	尚缺乏本品治疗对人生育能力影响的数据
艾伏尼布	未描述	本品尚未进行动物和人体生育力毒性研究
利妥昔单抗（静脉制剂）	未描述	未进行临床前生殖能力研究
利妥昔单抗（皮下制剂）	未描述	未进行临床前生殖能力研究
奥妥珠单抗	未描述	无
贝林妥欧单抗	未描述	贝林妥欧单抗尚未开展研究评估对生育力的影响。小鼠替代分子13周重复给药毒性研究中，未见对雄性和雌性生殖器官的不良影响
阿基仑赛	未描述	目前尚无关于本品对于生育力影响的临床数据。动物实验中，没有评估本品对于男性和女性生育力的影响
瑞基奥仑赛	未描述	暂无相关数据
泽沃基奥仑赛	未描述	目前尚无关于本品对于生育力影响的临床数据

第四节　肾功能不全者

约 50% 的活动性恶性肿瘤患者伴有不同程度的肾脏损伤，肾脏损伤可以由肿瘤本身所致，更多的是肿瘤治疗过程中导致的急性或慢性肾脏损伤。包括各种原因造成的肾小球滤过率下降，导致代谢产物潴留，以水、电解质、酸碱平衡紊乱和全身各系统症状为表现的临床综合征。由于肾脏是多种抗肿瘤药物及其代谢产物的主要消除途径，肾功能不全可导致药物代谢和排泄延迟，以及全身不良反应增加。因此，肿瘤患者需要频繁评估肾功能，以确保抗肿瘤药物的剂量合适，以及检测正在进行的抗肿瘤治疗是否引发肾不良反应。

目前上市药品通常根据血肌酐水平来估算 eGFR 或者用肌酐清除率（Ccr）来评估肾功能。轻度肾损伤特指 $60\text{ml/}(\text{min}\cdot1.73\text{m}^2)\leqslant\text{eGFR}\leqslant89\text{ml/}(\text{min}\cdot1.73\text{m}^2)$；中度肾损伤特指 $30\text{ml/}(\text{min}\cdot1.73\text{m}^2)\leqslant\text{eGFR}\leqslant59\text{ml/}(\text{min}\cdot1.73\text{m}^2)$；重度肾损伤特指 $15\text{ml/}(\text{min}\cdot1.73\text{m}^2)\leqslant\text{eGFR}\leqslant29\text{ml/}(\text{min}\cdot1.73\text{m}^2)$。

肾功能不全患者使用推荐意见见表 4-6。

表 4-6　肾功能不全患者使用推荐意见

药品	轻度肾损伤	中度肾损伤	重度肾损伤
维奈克拉	无需调整剂量	无需调整剂量	无需调整剂量（慎用）
伊马替尼	无需调整剂量	无需调整剂量	无需调整剂量
达沙替尼	无需调整剂量	无需调整剂量	无需调整剂量
尼洛替尼	无需调整剂量	无需调整剂量	无需调整剂量
氟马替尼	无需调整剂量	无需调整剂量	无需调整剂量
博舒替尼	无需调整剂量	减量使用	减量使用
泊那替尼	无需调整剂量	无需调整剂量	不推荐（慎用）
奥雷巴替尼	无需调整剂量	慎用	慎用
奥布替尼	无需调整剂量	慎用	慎用
阿可替尼	无需调整剂量	无需调整剂量	尚不明确
伊布替尼	无需调整剂量	无需调整剂量	> 25ml/min 无需调整剂量 < 25ml/min 尚不明确
泽布替尼	无需调整剂量	无需调整剂量	无需调整剂量（慎用）
吉瑞替尼	无需调整剂量	无需调整剂量	无需调整剂量（慎用）
艾伏尼布	无需调整剂量	无需调整剂量	不推荐（慎用）
利妥昔单抗（静脉制剂）	尚不明确	尚不明确	尚不明确
利妥昔单抗（皮下制剂）	尚不明确	尚不明确	尚不明确
奥妥珠单抗	无需调整剂量	无需调整剂量	尚不明确

药品	轻度肾损伤	中度肾损伤	重度肾损伤
贝林妥欧单抗	无需调整剂量	无需调整剂量	尚不明确
阿基仑赛	尚不明确	尚不明确	尚不明确
瑞基奥仑赛	尚不明确	尚不明确	尚不明确
泽沃基奥仑赛	尚不明确	尚不明确	尚不明确

第五节　肝功能不全者

　　肝脏是大多数抗肿瘤药物转化、代谢与排泄的主要器官。肿瘤合并肝转移是癌症患者肝功能受损最常见原因，此外，既往抗肿瘤治疗所导致的药源性肝损伤、肝硬化或肝炎，也可导致肝功能不全。

　　肝功能不全对抗肿瘤药物的影响主要表现在以下方面：

　　（1）肝脏中的药物生物转化对于活性化合物和有毒代谢产物的解毒必不可少。因此，代谢能力的降低引起抗癌药物暴露的增加。

　　（2）对于依靠肝代谢形成其活性代谢物的抗肿瘤药物，肝功能不全患者的活性代谢物暴露量会减少。

　　（3）肝功能不全患者可能发生胆汁排泄、肝血流和血浆蛋白结合的改变。胆道排泄障碍可能导致药物积聚，进而引起肝细胞损伤；肝脏血流量的变化将主要影响肝提取比高的药物；白蛋白和 AAG 的产生受损可能导致未结合部分增加。

（4）肝功能损害会改变患者的个体耐受性。以上均可影响抗肿瘤药物的体内过程，进而引起疗效及安全性的变化。

虽然目前有部分观点认为 Child-Pugh 评分系统对于肝功能不全患者的临床研究结果可能无法适用于癌症和肝转移患者，但是本书纳入的药物仍多以 Child-Pugh 分级标准（表 4-7）及简化方法（表 4-8）评估肝功能不全。表 4-9 中轻度肝损伤特指 Child-Pugh A 级或 TBil ≤ 1.5ULN（CTCAE1 级）或 AST > ULN；中度肝损伤特指 Child-Pugh B 级 1.5ULN < TBil ≤ 3ULN（CTCAE2 级）和任何 AST；重度肝损伤特指 Child-Pugh C 级或 TBil > 3ULN（CTCAE 3 级）和任何 AST。

表 4-7　Child-Pugh 改良分级法

指标	1 分	2 分	3 分
肝性脑病（期）	无	1~2 期	3~4 期
腹水	无	轻度	中重度
总胆红素（μmol/L）*	< 34	34~51	> 51
白蛋白（g/L）	> 34	28~35	< 28
凝血酶原时间延长（s）	< 4	4~6	> 6

评估结果：
A 级：5~6 分，手术危险小，预后最好，1~2 年生存率 100%~85%
B 级：7~9 分，手术危险中等，1~2 年生存率 80%~60%
C 级：≥ 10 分，手术危险度较大，预后最差，1~2 年生存率 45%~35%

＊：对于原发性胆汁性肝硬化 PBC 或原发性肝硬化性胆管炎 PSC：TBil（μmol/L）17~68 为 1 分，68~170 为 2 分，≥ 170 为 3 分

表 4-8　肝功能损伤简化分级

肝功能损伤	TBil	AST
轻度	≤ ULN	> ULN
	1~1.5ULN	任何
中度	1~3ULN	任何
重度	3~10ULN	任何

表 4-9　肝功能不全患者使用推荐意见

药品	轻度肝损伤	中度肝损伤	重度肝损伤
维奈克拉	无需调整剂量	无需调整剂量	减量使用
伊马替尼	减量使用	减量使用	慎用
达沙替尼	无需调整剂量	无需调整剂量	无需调整剂量
尼洛替尼	减量使用	减量使用	减量使用
氟马替尼	无需调整剂量	无需调整剂量	不推荐（慎用）
博舒替尼	减量使用	减量使用	减量使用
泊那替尼	减量使用	减量使用	减量使用
奥雷巴替尼	无需调整剂量	慎用	禁用
奥布替尼	无需调整剂量	慎用	禁用
阿可替尼	无需调整剂量	无需调整剂量	不推荐（慎用）
伊布替尼	减量使用	不推荐（慎用）	不推荐（慎用）
泽布替尼	无需调整剂量	无需调整剂量	减量使用
吉瑞替尼	无需调整剂量	无需调整剂量	不推荐（慎用）

药品	轻度肝损伤	中度肝损伤	重度肝损伤
艾伏尼布	无需调整剂量	无需调整剂量	不推荐（慎用）
利妥昔单抗（静脉制剂）	尚不明确	尚不明确	尚不明确
利妥昔单抗（皮下制剂）	尚不明确	尚不明确	尚不明确
奥妥珠单抗	尚不明确	尚不明确	尚不明确
贝林妥欧单抗	无需调整剂量	无需调整剂量	尚不明确
阿基仑赛	尚不明确	尚不明确	尚不明确
瑞基奥仑赛	尚不明确	尚不明确	尚不明确
泽沃基奥仑赛	尚不明确	尚不明确	尚不明确

第六节　驾车及操作机械者

　　抗肿瘤药物对患者驾车及操作机械能力的影响风险主要来源于药物治疗过程中所伴随的副作用，如对神经系统的影响，可能造成患者嗜睡、疲劳、眩晕、烦躁、幻觉、共济失调等；对胃肠道的影响，可能导致恶心、呕吐、头晕等；对眼睛的影响，可能造成视物模糊、复视、眼球震颤等。以上因素均可影响患者的注意力和判断力，增加驾驶和操作机械时的安全风险，因此需要特别注意。具体见表4-10。

表 4-10　药物对驾驶和操作机械能力的影响

药品	驾驶和机械操作能力的影响
维奈克拉	未描述
伊马替尼	头晕、视物模糊、嗜睡，应注意
达沙替尼	眩晕或视物模糊，应当谨慎
尼洛替尼	头晕、恶心、呕吐，应谨慎
氟马替尼	乏力、头晕、眩晕等，应谨慎
博舒替尼	未描述
泊那替尼	未描述
奥雷巴替尼	未描述
奥布替尼	尚未研究
阿可替尼	未描述
伊布替尼	疲乏、头晕和乏力，需要评估
泽布替尼	尚未研究
吉瑞替尼	影响很小，曾报道头晕症状，应注意
艾伏尼布	未描述
利妥昔单抗（静脉制剂）	输液后状态稳定后方可驾驶或操作机械
利妥昔单抗（皮下制剂）	未描述
奥妥珠单抗	尚未研究，对于出现输液相关症状的患者，建议在症状消退之前，不要驾驶和操作机器

药品	驾驶和机械操作能力的影响
贝林妥欧单抗	惊厥、意识丧失等，应避免
阿基仑赛	精神状态改变、惊厥发作等，用药后 8 周内避免驾驶或操作机械
瑞基奥仑赛	意识水平和（或）协调功能的下降，用药后 8 周内避免驾驶或操作机械
泽沃基奥仑赛	意识水平和（或）协调功能的下降，用药后 8 周内避免驾驶或操作机械

5

第五章

不良反应及风险管理措施

第一节 治疗前评估

在启动抗白血病治疗之前，建议对患者进行严格的治疗前评估，明确疾病诊断、分类、预后及分层因素，制定个体化的治疗方案。通过体格检查、实验室检查和影像学检查等，详细了解患者的既往病史、既往治疗史、不良反应史，排除是否存在用药禁忌。对于可杜绝或者降低发生率的不良反应，积极采取有效的措施进行预防。在治疗过程中，加强药学监护，及时评估治疗的安全性，以便早期发现不良事件。如果患者在治疗中出现不良反应，应根据不良反应严重程度分级标准，及时对症处理，并决定是否需要暂停或减量使用。对于危及生命或复发的严重不良反应，应考虑终止治疗。白血病患者治疗前评估项目及具体内容见表5-1。

表5-1 治疗前评估项目

评估项目	评估内容
一般检查	现病史、既往史、家族史、婚育史、过敏史、体格检查
肿瘤诊断情况	外周血涂片细胞形态学分析、骨髓形态学检查、免疫学检查、细胞遗传学检查、分子生物学检查、影像学检查

续表

评估项目	评估内容
肿瘤治疗情况	既往治疗方案、疗效及不良反应情况
基础疾病治疗情况	合并用药情况
检查	分期检查、评效检查
检验	血常规、尿常规、肝肾功能、心脏功能、脑脊液检测、感染筛查等

不良反应的管理对于保证治疗效果及提高患者生活质量至关重要，应全面认识和关注不同药物的不良反应，早期预防，密切监控，并及时采取合理有效的治疗措施。多学科团队合作是处理不良反应的有力保障，加强与感染科、呼吸科、内分泌科、皮肤科、耳鼻喉科、心内科、肾内科、营养科、康复医学科、重症医学科等多学科专家之间的合作在抗肿瘤药物不良反应管理中具有重要意义。

黑框警告（Black Box Warning，Boxed Warning）是美国 FDA 要求在处方药的说明书上写明的一种对药物不良反应的警告标志，是最高级别的警告，代表该药物具有引起严重、甚至危及生命的不良反应的重大风险，治疗前应特别引起注意。本书收录的白血病新型治疗药物中有黑框警告的药物见表 5-2。

表 5-2 黑框警告

药品	黑框警告内容
尼洛替尼	Q-T 间期延长和猝死
泊那替尼	动脉闭塞、静脉血栓栓塞、心力衰竭和肝毒性
吉瑞替尼	分化综合征
艾伏尼布	分化综合征
利妥昔单抗	致命性输液反应（限静脉给药），严重的皮肤黏膜反应，乙型肝炎病毒再激活和进行性多灶性白质脑病
贝林妥欧单抗	细胞因子释放综合征和神经系统毒性
阿基仑赛	细胞因子释放综合征和神经系统毒性
瑞基奥仑赛	细胞因子释放综合征和神经系统毒性

第二节　不良反应的防治

　　药品不良反应，是指合格药品在正常用法用量下出现的与用药目的无关的有害反应。基于临床研究及临床实践的常见不良反应谱，对白血病新型治疗药物不良反应的预测及防治管理，以及提高患者依从性、获得疗效至关重要。不良反应可借鉴一、二级预防的理念，进行全面、全程管理。

一级预防，又称病因预防、初级预防，首先确定危险因素，在不良反应尚未发生时即采取预防措施。如尼洛替尼不可用于低血钾、低血镁或长 Q-T 间期综合征的患者。在使用尼洛替尼以前，必须纠正低钾和低镁，并定期进行监测，避免联用已知的可延长 Q-T 间期的药物和 CYP3A4 的强效抑制剂。在尼洛替尼给药前 2h 和给药后 1h 应避免进食，如患者存在肝功能损害，则建议减量。在尼洛替尼开始给药前和给药后 7 天以及之后时间里定期进行 ECG 检查以监测 Q-Tc 间期，并且在任何时候进行剂量调整时也应完善相应的检查。

二级预防是指早发现、早诊断、早治疗。如间质性肺病 / 非感染性肺炎，其主要表现为新发的呼吸困难等肺部症状，对于具有这类不良反应的患者，出现症状应及时就诊，完善相关检查、鉴别和诊断，排除其他原因后积极进行包括激素冲击在内的对症治疗。

第三节　不良反应分级及一般处理原则

不良反应分级主要参考美国国立癌症研究所（NCI）发布的临床试验中常用的不良事件通用术语标准（CTCAE），目前已更新至 5.0 版，将毒性大致分为 5 个级别。CTCAE 分级需考虑病情严重程度及是否需要治疗（表 5-3），血液肿瘤治疗药物剂量调整水平见表 5-4。

表 5-3　CTCAE 分级依据

分级	严重程度	是否需要治疗
1 级	轻度，无症状或轻度症状；仅临床或诊断发现	无需治疗
2 级	中度，年龄相关工具性日常生活活动受限 *	最小的、局部的或非侵入性治疗指征
3 级	重度或重要医学意义，但不会立即危及生命；致残；自理性日常生活活动受限 **	住院治疗或延长住院时间指征
4 级	危及生命	需紧急治疗
5 级	死亡	–

注：* 工具性日常生活活动是指做饭、购买杂货或衣服、使用电话、理财等。** 自理性日常生活活动是指洗澡、穿衣和脱衣、进食、如厕、服用药物，而非卧床不起

表 5-4 白血病新型治疗药物剂量调整水平

药品	推荐剂量	第一次减量	第二次减量	第三次减量
维奈克拉	爬坡期：d1，100mg qd；d2，200mg qd；d3，400mg qd 后续：400mg qd			
伊马替尼	Ph+ CML 慢性期：400mg qd Ph+ CML 慢性期急变期和加速期：600mg qd Ph+ALL 患者：成人 600mg qd 儿童：340mg/m² （最高剂量 600mg/d ）			
达沙替尼	Ph+CML 慢性期：100mg qd，根据缓解情况可加至 140mg qd	80mg （100mg ） qd	50mg qd	停药
	Ph+CML 加速期和急变期：70mg bid，根据缓解情况可加至 90mg bid	50mg bid	40mg bid	停药
尼洛替尼	新诊断 Ph+ 慢性期 CML：300mg bid 耐药或不耐受 Ph+CML 慢性期或加速期：400mg bid 儿童：230mg/m² bid	成人：400mg qd 儿童：230mg/m² qd	停药	

药品	推荐剂量	第一次减量	第二次减量	第三次减量
氟马替尼	600mg qd	400mg qd	300mg qd	停药
博舒替尼	新诊断 Ph+ CML 慢性期：400mg qd 耐药或不耐受 Ph+ CML 慢性期、加速期、暴发期：500mg qd 没有达到或维持血液学、细胞遗传学或分子学指标的成人 Ph+ CML：600mg qd			
泊那替尼	45mg qd	30mg qd	15mg qd	停药
奥雷巴替尼	40mg qod	30mg qod	20mg qod	停药
奥布替尼	150mg qd	100mg qd	50mg qd	停药
阿可替尼	100mg bid	100mg qd	停药	
伊布替尼	MCL：560mg qd	420mg qd	280mg qd	停药
	CLL/SLL/WM：420mg qd	280mg qd	140mg qd	停药
泽布替尼	160mg bid	80mg bid	80mg qd	停药

药品	推荐剂量	第一次减量（最高剂量 qd）	第二次减量	第三次减量
吉瑞替尼	120mg qd（最高剂量 200mg qd）	80mg qd（最高剂量 120mg qd）	停药	
艾伏尼布	500mg qd	250mg qd	停药	
利妥昔单抗（静脉制剂）	慢性淋巴细胞白血病：首疗程 375mg/m²，后续 500mg/m²			
利妥昔单抗（皮下制剂）	首次仅限静脉给药 375mg/m²，后续改为皮下 1400mg			
奥妥珠单抗	每次 1000mg			
贝林妥欧单抗	根据诱导期、巩固期、维持期及体重差异使用不同剂量			
阿基仑赛	2.0×10⁶ CAR-T 细胞/kg			
瑞基奥仑赛	100×10⁶ CAR-T 细胞			
泽沃基奥仑赛	1.5×10⁸ CAR-BCMA 阳性 T 细胞			

注：Ph+，费城染色体阳性；CML，慢性髓性白血病；MCL，套细胞淋巴瘤；CLL，慢性淋巴细胞白血病；SLL，小淋巴细胞淋巴瘤；WM，华氏巨球蛋白血症；CAR-T，嵌合抗原受体 T 细胞。

第四节　常见不良反应及风险管理措施

一、骨髓抑制

骨髓抑制是白血病新型治疗药物最常见的不良反应，主要包括血小板减少（Thrombopenia）、白细胞减少（Leucopenia）、中性粒细胞减少（Neutropenia）、贫血（Anemia）。白细胞、中性粒细胞减少可导致患者感染风险增加，严重者可出现发热性中性粒细胞减少（FN）；血小板减少可导致或加重患者凝血功能障碍，出血风险增加；贫血严重者可导致红细胞携氧不足以向组织器官充分供氧，轻者出现乏力、疲劳、头晕，重者可导致严重器官功能障碍。上述骨髓抑制可严重影响患者生活质量，延迟患者治疗，甚至造成患者死亡，应特别予以注意。因此，建议应用血液肿瘤治疗药物前进行全血细胞计数检查，对于不符合治疗要求的患者应慎重用药，待血液指标恢复正常或给予支持治疗恢复正常后方可用药。在治疗期间定期监测血细胞计数。抗肿瘤治疗导致的骨髓抑制分级见表 5-5。

表 5-5 骨髓抑制的 CTCAE 5.0 分级

不良反应	1 级	2 级	3 级	4 级	5 级
白细胞减少	<正常值下限 ~3.0×10^9/L	<（3.0~2.0）×10^9/L	<（2.0~1.0）×10^9/L	<1.0×10^9/L	—
中性粒细胞减少	<正常值下限 ~1.5×10^9/L	<（1.5~1.0）×10^9/L	<（1.0~0.5）×10^9/L	<0.5×10^9/L	—
血小板减少	<正常值下限 ~75.0×10^9/L	<（75.0~50.0）×10^9/L	<（50.0~25.0）×10^9/L	<25.0×10^9/L	—
血红蛋白减少	<正常值下限 ~100g/L	<100~80g/L	<80g/L；需输血治疗	危及生命；需要紧急治疗	死亡
发热性中性粒细胞减少	—	—	ANC<1000/mm^3 伴单次体温>38.3℃（101℉）；或持续体温≥38℃（100.4℉）超过 1h	危及生命；需要紧急治疗	死亡

注：单个破折号（-）指此等级不存在

白血病新型治疗药物均会引起不同程度的骨髓抑制，治疗期间应密切监测血细胞计数，直至血细胞减少症恢复。基于血细胞减少症的缓解情况，进行针对血细胞减少的剂量调整或中断给药。

以 BCR-ABL 为靶点的酪氨酸激酶抑制剂主要引起中性粒细胞减少、血小板减少、贫血。血细胞减少的发生主要取决于疾病的阶段，通常出现在治疗后的早期，随着病情的缓解，骨髓抑制得到恢复。在相关临床研究中，伊马替尼（400mg qd）、尼洛替尼（300mg bid）、达沙替尼（400mg qd）、氟马替尼（600mg qd）、奥雷巴替尼（40mg qd）、博舒替尼（400mg qd）及泊那替尼（30mg qd → 15mg qd）导致 3 级以上中性粒细胞减少的发生率分别为 17%、12%、21%、17%、9%、9% 和 63%，3 级以上血小板减少的发生率分别为 9%、10%、19%、24%、42.3%、14% 和 62%，3 级以上贫血的发生率分别为 4%、4%、10%、5%、21%、9% 和 38%。BCR-ABL 抑制剂所导致的骨髓抑制通常是可逆的。1~2 级骨髓抑制不需停药，出现 3~4 级骨髓抑制的患者中，通常可以通过短暂中断用药和（或）剂量降低得以恢复。只有少部分患者需要中止治疗。

BTKi 所导致的血液学毒性可能与其本身能抑制BTK 酶活性有关。接受伊布替尼单药治疗的 B 细胞恶性肿瘤患者曾发生治疗期间的 3 级或 4 级血细胞减少，包括中性粒细胞减少症（23%）、血小板减少症（8%）和贫血（3%）。在中国受试者中，血液学毒性发生率有增加趋势，例如，≥3级中性粒细胞减少在中国受试者中发生率可高达37.2%，建议每月监测一次全血细胞计数。泽布替尼治疗的≥3级中性粒细胞减少症达21.4%，血小板减少症达6.2%，贫血达5.7%。BTKi所导致的中性粒细胞减少，建议在首次至第3次发生3级或4级毒性时中断给药，并在第4次发生后停药。奥布替尼治疗期间18.4%的患者曾发生≥3级的血细胞减少症，其中常见的是中性粒细胞减少症（11.8%）、血小板减少症（8.6%）、贫血（5.6%）和白细胞减少症（3.9%）；并且分别有2.6%、4.9%、1.0%的患者因血细胞减少症而导致剂量降低、暂停和终止治疗。阿可替尼单药治疗时≥3级中性粒细胞减少、血小板减少及贫血的发生率分别为14.2%、4.8%、7.8%，且联合用药时发生率可能更高，如阿可替尼联合奥妥珠单抗时，≥3级中性粒细胞减少可达30%。在接受维奈克拉联合阿扎胞苷治疗的患者中，98%~100%患者的中性粒细胞计数会较基线减少。中性粒细胞减少症在后续疗程中可能反复出现。在整个治疗期内需监测全血细胞计数。吉瑞替尼治疗期间12.5%的患者可出现中性粒细胞减少性发热，且3级及以上毒性占比12.2%。所有级别中性粒细胞减少症、血小板减少症及贫血的发生率分别为7.8%、13.5%及20.1%。推荐在治疗开始前、第1个治疗周期的每周，第2个治疗周期的每2周，和之后的每个治疗周期进行血细胞计数和血液生化评估。

单克隆抗体类药物联合治疗较单药治疗时中性粒细胞减少症持续时间延长，或伴有治疗后延迟发作。该类药物如果发生严重血液学毒性，通常需要延迟给药，以便血细胞计数恢复，而不建议减少给药剂量。

表5-6 白血病新型治疗药物致骨髓抑制的剂量调整

1~2级	3级或4级（伴或不伴FN）
伊马替尼	
Ph+CML加速期或急变期，Ph+ ALL：起始剂量600mg/d，或儿童和青少年340mg/（$m^2 \cdot d$）	◎状态：中性粒细胞< 0.5×10^9/L和（或）血小板< 10×10^9/L ◎处置： · 应确定是否血细胞减少症与白血病有关（抽取骨髓或活检）。如果血细胞减少症不是由白血病引起的，建议剂量减少到400mg/d或儿童和青少年260mg/（$m^2 \cdot d$） · 如果血细胞减少持续2周，则进一步减少剂量至300mg/d或儿童和青少年200mg/（$m^2 \cdot d$） · 如血细胞减少持续4周，应停药，直到中性粒细胞≥ 1×10^9/L和血小板≥ 20×10^9/L。再用时剂量为300mg/d；或儿童和青少年200mg/（$m^2 \cdot d$）
CML慢性期及GIST：患者起始剂量400mg/d或儿童和青少年260mg/（$m^2 \cdot d$）	◎状态：当中性粒细胞< 1.0×10^9/L和（或）血小板< 50×10^9/L ◎处置： · 应停药，在中性粒细胞≥ 1.5×10^9/L和血小板≥ 75×10^9/L时才应该恢复用药，治疗可恢复为剂量400mg/d或儿童和青少年260mg/（$m^2 \cdot d$） · 如果再次出现危急数值［中性粒细胞< 1.0×10^9/L和（或）血小板< 50×10^9/L］，治疗中断后的重新治疗剂量减至300mg/d或儿童和青少年200mg/（$m^2 \cdot d$）

1~2 级	3 级或 4 级（伴或不伴 FN）
尼洛替尼	
新诊断的慢性期 CML：成人患者的剂量为 300mg，每日 2 次 耐药或不耐受的慢性期 CML：成人患者的剂量为 400mg，每日 2 次	◎处置： ·停止使用本品，对血细胞计数进行监测 ·如果 2 周内 ANC > 1×10^9/L 和（或）血小板 > 50×10^9/L，则恢复之前剂量 ·如果血细胞计数仍然很低，可能需要将剂量减少至 400mg，每日 1 次
耐药或不耐受的加速期 CML：成人患者的剂量为 400mg，每日 2 次	◎处置： ·停止使用本品，对血细胞计数进行监测 ·如果 2 周内 ANC > 1×10^9/L 和（或）血小板 > 20×10^9/L，则恢复之前剂量 ·如果血细胞计数仍然很低，可能需要将剂量减少至 400mg，每日 1 次
新诊断的慢性期 CML：儿童患者的剂量为 230mg/m^2，每日 2 次 耐药或不耐受的慢性期 CML：儿童患者的剂量为 230mg/m^2，每日 2 次	◎处置： ·停止使用本品，对血细胞计数进行监测 ·如果 2 周内 ANC > 1.5×10^9/L 和（或）血小板 > 75×10^9/L，则恢复之前剂量 ·如果血细胞减少持续 2 周以上，可能需要将剂量减少至 230mg/m^2，每日 1 次 ·如果减量后发生血细胞减少，考虑停止治疗
达沙替尼	
Ph+ 慢性期 CML：100mg qd，根据缓解情况可加至 140mg qd	◎状态：中性粒细胞减少 4 级和（或）血小板减少 3 级 ◎处置： ·第 1 次出现，暂停用药，恢复 2 级以上水平后，100mg qd ·达到 4 级或第 2 次出现，暂停用药，恢复 2 级以上水平后，减量至 80mg qd ·第 3 次出现，停止用药

1~2 级	3 级或 4 级（伴或不伴 FN）
Ph+ 加速期、急变期 CML：70mg bid，根据缓解情况可加至 90mg bid	◎状态：中性粒细胞 4 级和（或）血小板 ≥ 10 × 10⁹/L 且与白血病无关时 ◎处置： · 第 1 次出现，暂停用药，恢复中性粒细胞 3 级且血小板 ≥ 20 × 10⁹/L 水平后，70mg bid · 第 2 次出现，暂停用药，恢复中性粒细胞 3 级且血小板 ≥ 20 × 10⁹/L 水平后，50mg bid · 第 3 次出现，暂停用药，恢复中性粒细胞 3 级且血小板 ≥ 20 × 10⁹/L 水平后，40mg bid ◎状态：中性粒细胞 4 级和（或）血小板 ≥ 10 × 10⁹/L 且与白血病有关时 ◎处置：第 1 次出现，90mg bid
氟马替尼	
600mg qd	◎状态：中性粒细胞计数 < 1.0 × 10⁹/L 和（或）血小板 < 50.0 × 10⁹/L，并且与疾病无关 ◎处置： · 暂停用药，直到中性粒细胞计数 ≥ 1.5 × 10⁹/L 和（或）血小板 ≥ 75 × 10⁹/L · 如果暂停用药时间 ≤ 14 天，可恢复原剂量继续治疗 · 如果暂停用药时间 > 14 天且 ≤ 28 天或在该剂量上再次发生，则降低 1 级剂量水平继续治疗（即停药前为 600mg qd 降为 400mg qd，停药前 400mg qd 降至 300mg qd） · 如果暂停用药时间 > 28 天或以 300mg qd 治疗时再次发生，则终止治疗
	◎状态：发热性中性粒细胞减少（发生 3/4 级中性粒细胞减少且体温 ≥ 38.5℃） ◎处置： · 暂停用药，直至中性粒细胞计数 ≥ 1.0 × 10⁹/L 且体温 < 38℃，然后以 400mg qd 恢复治疗 · 如果在 400mg qd 治疗期间再次发生，则暂停治疗直至恢复，之后以 300mg qd 恢复治疗 · 如果在 300mg qd 治疗期间再次发生，则终止治疗

1~2 级	3 级或 4 级（伴或不伴 FN）
奥雷巴替尼	
40mg qod	◎状态：ANC $< 1.0 \times 10^9$/L 和（或）血红蛋白 < 8.0g/dl 和（或）血小板 $< 50 \times 10^9$/L ◎处置： ·首次发生时，暂停治疗直至 ANC $\geqslant 1.5 \times 10^9$/L、血红蛋白 $\geqslant 10$g/dl 和血小板 $\geqslant 75 \times 10^9$/L，以 40mg 每 2 天 1 次重新开始治疗。暂停治疗时间最长 6 周（42 天） ·第 2 次发生时，暂停治疗并与首次发生时采用相同的恢复治疗标准，但重新开始治疗时需减量至 30mg，每 2 日 1 次 ·第 3 次发生时，暂停治疗并与首次发生时采用相同的恢复治疗标准，但重新开始治疗时需减量至 20mg，每 2 日 1 次 ·第 4 次发生时，应停止本品治疗 注：最多只允许做出 2 次剂量减低。剂量降低后不再允许剂量提升
博舒替尼	
新诊断的慢性期 CML：400mg qd CP、AP 或 BP Ph+ CML（对既往治疗有抵抗或不耐受）：500mg qd	◎状态：中性粒细胞计数 $< 1.0 \times 10^9$/L 和（或）血小板 $< 50.0 \times 10^9$/L ◎处置： ·暂停博舒替尼，直到 ANC $\geqslant 1.0 \times 10^9$/L，血小板 $\geqslant 50.0 \times 10^9$ ·如果在 2 周内恢复，继续使用相同剂量的博舒替尼治疗 ·如果血细胞计数降低超过 2 周，在恢复后，减少剂量 100mg，并继续治疗 ·如果再次出现细胞减少症，在恢复后再减少剂量 100mg 并继续治疗。患者使用的剂量小于 300mg/d；然而，疗效尚未确定

1~2 级	3 级或 4 级（伴或不伴 FN）
泊那替尼	
45mg qd	◎状态：中性粒细胞计数＜ 1.0×10^9/L 和（或）血小板＜ 50.0×10^9/L ◎处置： · 第 1 次出现，暂停治疗直到 ANC ≥ 1.5×10^9/L 和血小板 ≥ 75×10^9/L，继续初始 45mg 剂量 · 第 2 次出现，暂停治疗直到 ANC ≥ 1.5×10^9/L 和血小板 ≥ 75×10^9/L，减量至 30mg 继续治疗 · 第 3 次出现，暂停治疗直到 ANC ≥ 1.5×10^9/L 和血小板 ≥ 75×10^9/L，减量至 15mg 继续治疗
伊布替尼	
MCL：560mg qd	◎状态：3 级或 4 级中性粒细胞减少症伴感染或发热；4 级血液学毒性 ◎处置： · 第 1 次，重新用药，560mg qd · 第 2 次，每日 420mg · 第 3 次，每日 280mg · 第 4 次，停药
CLL/SLL/WM：420mg qd	◎状态：3 级或 4 级中性粒细胞减少症伴感染或发热；4 级血液学毒性 ◎处置： · 第 1 次，重新用药，420mg qd · 第 2 次，每日 280mg · 第 3 次，每日 140mg · 第 4 次，停药
泽布替尼	
160mg bid	◎状态：3 级及以上发热性中性粒细胞减少症；3 级血小板减少症伴显著出血；4 级中性粒细胞减少症（持续时间＞ 10 天）；4 级血小板减少症（持续时间＞ 10 天）

1~2级	3级或4级（伴或不伴FN）
160mg bid	◎处置： ·第1次，暂停本品治疗，当毒性恢复到1级或以下或基线水平，以每次160mg bid重新开始用药 ·第2次，暂停本品治疗，当毒性恢复到1级或以下或基线水平，以每次80mg bid重新开始用药 ·第3次，暂停本品治疗，当毒性恢复到1级或以下或基线水平，以每次80mg qd重新开始用药 ·第4次，终止本品治疗
奥布替尼	
150mg qd	◎状态：3级及以上发热性中性粒细胞减少症；3级血小板减少症伴显著出血；4级中性粒细胞减少症；4级血小板减少症 ◎处置： ·第1次，中断本品治疗，当毒性在14天内恢复至1级或基线水平，以每次150mg，每日1次的剂量重新开始用药；如14天之后恢复至1级或基线水平，建议在医师指导下确定继续150mg或调整至100mg，每日1次的剂量 ·第2次，中断本品治疗；当毒性在14天内恢复至1级或基线水平，以每次100mg，每日1次的剂量重新开始用药；如14天之后恢复至1级或基线水平，建议在医师指导下确定继续100mg或调整至50mg，每日1次的剂量 ·第3次，中断本品治疗；当毒性在14天内恢复至1级或基线水平，以每次50mg，每日1次的剂量重新开始用药；如14天之后恢复至1级或基线水平，建议在医师指导下确定继续50mg，每日1次的剂量或终止治疗 ·第4次，终止本品治疗

1~2级	3级或4级（伴或不伴FN）
阿可替尼	
100mg bid	◎状态：3级血小板减少伴出血，4级血小板减少症或持续超过7天的4级中性粒细胞减少症 ◎处置： · 第1次和第2次，暂停本品治疗。如果毒性已经缓解至1级或基线水平（已恢复），则可以100mg每日2次给药方案重新开始本品治疗 · 第3次，暂停本品治疗。在毒性缓解至1级或基线水平（已恢复）后，可按照100mg每日1次给药方案重新开始本品治疗 · 第4次，终止本品治疗
维奈克拉	
维持原剂量，200mg qd，继续用药	◎状态：中性粒细胞减少4级伴或不伴发热或感染；4级血小板减少症 ◎处置： · 未缓解前不应暂停治疗 · 缓解后首次发生且持续至少7天，推迟治疗直到恢复至2级以上水平，随后相同剂量治疗 · 达到缓解后的后续疗程中再次发生且持续至少7天，推迟治疗直到恢复至2级以上水平，随后相同剂量治疗，且每用药3周后停1周

骨髓抑制风险管控措施

中性粒细胞减少：

接受白血病新型治疗药物治疗的过程中，在整个治疗期内需监测全血细胞计数。对于急性期或进展期的患者，应在最初2个月内每周进行一次全血细胞计数，随后每月一次，或在有临床指征时进行，并针对全血细胞计数的结果，按照中性粒细胞数量调整治疗方案（表5-6）。药物治疗开始前，对于发热性中性粒细胞减少症高危（＞20%）或中危（10%~20%）风险且合并其他危险因素的患者，可给予粒细胞集落刺激因子（G-CSF）预防。若药物治疗后使用G-CSF，需间隔24~48h；G-CSF用药后开始下一周期药物治疗至少间隔48h。单周治疗方案不推荐使用G-CSF，第1天和第8天用药的患者，期间不推荐使用G-CSF。中性粒细胞绝对计数＜100个/mm² 预期将持续1周以上时，可给予预防性的抗感染治疗。体温＞38℃时，在留取血培养后立即开始经验性广谱抗生素治疗，待病原体明确后再及时调整治疗用药。

对于前6个治疗周期内发生最高严重程度为1级或2级中性粒细胞减少症的患者，后续周期应每3个月1次、每个周期开始之前以及有临床指征时进行全血细胞计数监测。对于发热性中性粒细胞减少达到3级以上合并其他风险因素的患者，可给予G-CSF治疗。

血小板减少：

白血病患者本身而言属于血小板减少的风险因素，动态监测尤为重要。对于接受抗肿瘤药物治疗的患者，应在每一次治疗前、治疗中及治疗后均检测血常规，明确血小板计数情况，并且充分评估患者是否存在血小板减少及出血的风险，以制定适宜的防治策略。具体需要评估的风险因素包括两点：一是患者自身因素，包括体力状态差、重度营养不良、合并疾病（肝硬化、脾功能亢进、自身免疫性疾病等）、既往有出血病史、基线血小板水平较低等；二是治疗相关因素，即治疗方案本身可导致血小板减少的风险。对于治疗中已经出现血小板减少的患者，需要根据严重程度考虑是否停止抗肿瘤治疗。通常 3~4 级的血小板减少应考虑立即停药，待血小板计数恢复至 1 级或基线水平再行治疗，部分药物需要根据出现严重毒性的次数进行调整。而对于 1~2 级的血小板减少同时无出血倾向的患者可在密切观察的基础上继续原方案治疗。当因肿瘤侵犯骨髓导致的严重血小板减少时，如果预计患者可能从抗肿瘤治疗中获益，可在严密观察血小板水平和血小板输注支持下进行个性化的抗肿瘤治疗。

血小板减少主要治疗措施包括输注血小板和促血小板生长因子治疗。2024 年 CSCO《肿瘤治疗所致血小板减少症诊疗指南》推荐，对于血小板计数 $\leq 10 \times 10^9/L$、血小板减少合并出血患者推荐输注血小板或输注血小板 +rhTPO 或 rhIL-11；对于血小板计数介于（10~75）$\times 10^9/L$，推荐 rhTPO 或 rhIL–11（推荐级别：1A 类）。除此之外，血小板生成素受体抑制剂海曲泊帕（2A类）、海曲泊帕 +rhTPO 或 rhIL–11（2B 类）为Ⅱ级推荐，其他 TPO–RAs 类药物阿伐曲泊帕、艾曲波帕、芦曲波帕、普罗司亭（2B 类）均为Ⅲ级推荐。

贫血：

血红蛋白半衰期约 120 天，更容易受到抗肿瘤药物累积治疗毒性的影响，恢复速度相应也较缓慢，原则上，血红蛋白 < 80g/L 时，不建议肿瘤患者进行化疗。如果患者血红蛋白水平 ≤ 110g/L或低于基线值 ≥ 20g/L，应及时启动贫血的治疗。对于血红蛋白 ≤ 110g/L，Ⅰ类推荐使用红细胞生成刺激剂（Ⅰ级推荐，2A 类）。EPO 治疗的血红蛋白目标为 110~120g/L，如果超过 120g/L，则需要根据患者的个体情况减少 EPO 类药物剂量或者停止使用。除此之外，小分子口服药物罗沙司他可促进 EPO 表达，也是治疗的备选药物之一。罗沙司他的治疗目标为血红蛋白维持在 110~120g/L，如果血红蛋白 > 130g/L，应暂停给药并监测，如果血红蛋白 < 120g/L，可以降低一个阶梯剂量，恢复给药。在应用罗沙司他治疗的起始阶段，即治疗前 8 周，每 1~2 周监测一次血红蛋白，维持阶段每 2~4 周监测一次血红蛋白。对于血红蛋白

＜ 60g/L 或临床急需纠正缺氧状态，对 EPO 治疗无效的慢性症状性贫血，以及没有时间和机会接受 EPO 治疗的严重贫血患者，可考虑输注全血或红细胞。

对于功能性铁缺乏（铁蛋白 30~500μg/L 且转铁蛋白饱和度 ＜ 50%）及绝对性铁缺乏（铁蛋白 ≤ 30μg/L 且转铁蛋白饱和度 ＜ 20%），须行补铁治疗。目前，补充铁剂的方法主要为口服和肠道外补充铁剂。

二、胃肠道反应

常见胃肠道毒性包括恶心、呕吐、腹泻、便秘，其不良反应 CTCAE 分级见表 5-7。

表 5-7　胃肠道反应 CTCAE 5.0 分级

不良反应	1级	2级	3级	4级	5级
恶心	食欲降低、不伴进食习惯改变	经口摄食减少，不伴明显的体重下降，脱水或营养不良	经口摄入能量和水分不足，需要鼻饲，全肠外营养或者住院	–	–
呕吐	不需要进行干预	门诊静脉补液：需要进行医学干预	需要鼻饲，全肠外营养或住院治疗	危及生命	死亡

不良反应	1级	2级	3级	4级	5级
腹泻	与基线相比，大便次数增加每日＜4次；造瘘口排出物轻度增加	与基线相比，大便次数增加每日4~6次；造瘘口排出物中度增加；借助于工具的日常生活活动受限	与基线相比，大便次数增加每日≥7次；需要住院治疗；与基线相比，造瘘口排出物重度增加；自理性日常生活活动受限	危及生命；需要紧急治疗	死亡
便秘	偶然或间断性出现；偶尔需要使用粪便软化剂、轻泻药、饮食习惯调整或灌肠	持续症状，需要有规律的使用轻泻药或灌肠；借助于工具的日常生活活动受限	需手工疏通的顽固性便秘；自理性日常生活活动受限	危及生命；需要紧急治疗	死亡

注：单个破折号（–）指此等级不存在

1. 恶心、呕吐

按照不给予预防处理时，抗肿瘤药物所致急性呕吐发生率，对于抗肿瘤药物所致的呕吐风险，可分为4级：高度致吐风险，急性呕吐发生率＞90%；中度致吐风险，急性呕吐发生率30%~90%；低度致吐风险，急性呕吐发生率10%~30%；轻微致吐风险，急性呕吐发生率＜10%。

本书纳入的血液肿瘤治疗药物多数为低至轻微致

吐风险药物，即致吐风险＜30%的药物，恶心、呕吐一般较轻，用药当日不用预防性使用致吐药物（表5-8），如患者呕吐症状明显，则宜对症处理，可采用止吐药物。特别值得注意的是，应用尼洛替尼的患者，由于可能增加Q-Tc间期延长和尖端扭转型室性心动过速，应慎用具有同样副作用的5-HT受体拮抗剂止吐。

表5-8 血液肿瘤治疗药物致吐风险分级

分级		药品
低至轻微致吐风险（＜30%）	口服	伊马替尼、尼洛替尼、氟马替尼、奥雷巴替尼、伊布替尼、泽布替尼、奥布替尼、阿可替尼、吉瑞替尼、艾伏尼布
	静脉	利妥昔单抗（含皮下）、贝林妥欧单抗、阿基仑赛、瑞基奥仑赛、泽沃基奥仑赛

治疗期间，部分患者可能发生急性恶心呕吐，通常发生于药物治疗后24h内，一般为给药后数分钟或数小时，并在给药后5~6h达到高峰，多在24h内缓解；延迟性恶心呕吐发生在给药后24h后，48~72h达到高峰，可持续6~7天。特别值得注意的是，阿瑞匹坦为CYP3A4抑制剂，应用尼洛替尼的患者，不推荐使用阿瑞匹坦进行止吐治疗。

2. 腹泻

腹泻表现为大便次数增多及性状改变。严重腹泻时可伴随脱水症状，如患者口渴、皮肤黏膜弹性变差等，少数患者还会伴有明显中毒症状，如烦躁、精神萎靡、嗜睡、面色苍白、高热或体温不升、外周白细胞计数明显增高等。

常见引起腹泻的药物包括 BCR-ABL 抑制剂（伊马替尼、尼洛替尼、达沙替尼、氟马替尼、博舒替尼）、BTKi（伊布替尼、阿可替尼）、BCL-2 抑制剂（维奈克拉）、FLT3/AXL 抑制剂（吉瑞替尼）、IDH1 抑制剂（艾伏尼布）、奥妥珠单抗及 CAT-T 细胞疗法。

白血病新型治疗药物导致腹泻的机制尚不明确，有研究提示与药物引起的肠黏膜损伤或肠炎等有关，临床表现为大便频率增加或者松散不成形，患者常伴有产气过多或肠绞痛。研究表明，BCR-ABL 抑制剂的腹泻发生率较高达到 30%，但是 3 级以上腹泻的发生率通常低于 5%。当患者出现 3 级以上腹泻时，通常暂停用药，待症状恢复后，继续用药，无需下调用药剂量。BTKi 引起的腹泻一般较轻微，严重程度很少超过 1 级，可通过调整饮食或改变用药时间（如夜间服用伊布替尼）来管理。此外，根据患者的个体情况，可考虑使用益生菌、蒙脱石散、小檗碱和洛哌丁胺等对症治疗。对于持续腹泻且对传统治疗无效的患者，应考虑进一步全面检查和评估肠道感染。阿基仑赛及泽沃基仑赛腹泻发病率较高，所有级别腹泻发病率分别为 38% 和 20.1%，瑞基奥仑赛腹泻发病率

7.1%。瑞基奥仑赛及泽沃基仑赛均为轻中度腹泻，一般无需停药。阿基仑塞 ≥ 3 级不良事件发生率为 4%，用药过程中应注意监测水电解质平衡，及时评估是否需要中断治疗。

3. 便秘

便秘是指患者自觉排便不畅或排便次数减少的症状。抗肿瘤药物可通过干扰支配胃肠蠕动的内脏神经，抑制胃肠运动而引起便秘。便秘是 BCR-ABL 抑制剂（达沙替尼、氟马替尼、奥雷巴替尼、博舒替尼）十分常见的不良反应，发生率均大于 10%。BTKi 伊布替尼、泽布替尼及阿卡替尼导致便秘的发生率分别为 13%、13.1% 和 14.5%，3 级及以上毒性发生率均不超过 1%。相关数据显示，维奈克拉联合阿扎胞苷治疗人群便秘发生率为 49%，其中 3 级以上发生率占 3%。吉瑞替尼引起的便秘通常为 1~2 级反应，不需要特殊处理。IDH1 抑制剂艾伏尼布可引起 20% 便秘。单克隆抗体类药物中，利妥昔单抗常见便秘不良反应，奥妥珠单抗单抗十分常见，贝林妥欧单抗未提及。CAR-T 细胞疗法的便秘发生率依次为阿基仑赛＞瑞基奥仑赛，泽沃基仑赛未报告。

对于以上药物引起的便秘，原则上不需要停药，可通过调整饮食习惯或者予以泻药和大便软化剂予以处理，必要时可予以灌肠。

-------- 胃肠道反应风险管控措施 --------

恶心、呕吐：

①根据药物致吐风险分级，对于低中高致吐风险的药物，给予预防性止吐药物，或用药后按需使用。

②预防性使用止吐药物，应注意止吐药物选择，一般应避免长期使用地塞米松作为止吐药物。

③对于每日 1 次顿服的药物，睡前服用也有助于减少恶心、呕吐的发生。

④对于服用非中高致吐风险药物而导致恶心呕吐的患者，应结合患者的高危因素、既往恶心呕吐病史、既往止吐药物疗效，制定个体化止吐方案。

⑤对于难治性恶心呕吐，建议不同机制止吐药物联合使用。

⑥对于 1~2 级恶心，建议维持原药剂量并根据症状表现调整止吐方案。对于持续 > 2 级呕吐，应停药至症状缓解至 ≤ 1 级，然后减量恢复用药。

⑦如果恶心呕吐持续存在影响正常生活和（或）体重降低超过 5% 时，应给予对症支持治疗。在排除其他原因后，原药降低剂量或停药。

腹泻：

①用药前应告知患者所用药物导致腹泻的发病情况，并嘱咐患者在了解自身排便模式的基础

上，关注排便情况，早发现、早治疗。

②对于 1~2 级腹泻，建议维持原药剂量并根据症状表现予以对症支持治疗。对于持续 > 2 级腹泻，应停药至症状缓解至 ≤ 1 级，然后减量恢复用药。

③对于造成脱水等危及生命的腹泻，建议停药观察。

④腹泻的非药物治疗，膳食建议患者低脂、低纤维饮食，避免摄入咖啡因、酒精、辛辣食物，必要时少食多餐。

⑤腹泻的药物干预，轻度至中度腹泻可以通过补充水分、调整饮食、止泻药物（蒙脱石散、洛哌丁胺）和益生菌干预。严重腹泻应及时就诊，服用止泻药物，静脉输液以补充电解质。

⑥腹泻合并感染的患者，推荐送检粪便培养，以评估是否需要使用抗生素。

便秘：

①治疗前应告知患者所用药物导致便秘的发病情况，了解患者自身排便规律和饮食结构。告知患者养成定时排便习惯，同时多吃富含纤维的食物，如蔬菜、水果、豆类等。确保日常水分摄入，无限液情况下每日饮水 2000ml。在病情允许的情况下，适度锻炼，保证每日排便 1~2 次。

②如果患者在治疗前已经存在便秘或者治疗过程中出现了轻中度的便秘，可使用乳果糖或开

塞露等改善症状。

③停止排气排便 3 天，同时伴有腹饱胀感、恶心、呕吐者，应警惕肠梗阻，及时入院检查。

三、肾功能损伤

药物性肾损伤（DIKI）是指使用药物后新出现的肾脏损伤或原有肾脏疾病在使用药物后加重。抗肿瘤药物治疗中发生的 DIKI 主要表现为急 / 慢性肾功能减退、蛋白尿、血压升高、电解质紊乱等，其发生机制通常包括不同程度的肾前灌注不足、内在肾损害、肾小管阻塞和肾脏微血管结构损害等。

BCR–ABL 抑制剂及 BTKi 均经尿排泄量较少，理论上对肾脏影响较小。但是在药动药效学特性进一步的研究中，发现部分药物使用后仍需要监测肾功能，并根据肾损伤严重程度调整剂量。博舒替尼主要经 CYP3A4 代谢，经尿排出量仅为 1%。但是相关研究发现接受博舒替尼治疗的患者中，eGFR 可出现下降，博舒替尼 200mg 单次剂量给药后 AUC 与患者 Ccr 负相关。因此，博舒替尼在肾功能减退的患者中同样需要调整药物剂量。BTKi 伊布替尼、泽布替尼、阿卡替尼在肾功能损伤患者中均不需要进行剂量调整，但仍需进行 TDM 及不良反应监测。奥布替尼相比其他同类药物而言，经肾脏排泄的比例最大，约为

34.3%，轻度肾功能损害无需调整剂量，重度肾功能损害需要加强监测。抗体类药物的代谢方式主要为蛋白质水解成氨基酸，因其分子较大，通常不会经肾脏排出，因此肾功能通常不影响抗体类药物的药代动力学。CAR-T 细胞疗法能够引起肾功能不全，但是尚无数据阐明其在肾功能不全病理状态下的药动学变化。

鉴于目前肾功能不全的肿瘤患者可参考的抗肿瘤药物药动学数据相对缺乏，《抗肿瘤药物治疗期间肾损伤管理临床实践指南（2022）》推荐剂量调整时应综合药品说明书信息、文献资料以及药物的药动学特性进行推算，并使用估算肾小球滤过率（estimated GFR，eGFR）作为肾功能的衡量指标来指导剂量调整。eGFR 常用计算公式包括：CKDEPI 公式、MDRD 公式、Cockcroft-Gault 公式等，其中 CKD-EPI 公式在肿瘤患者中的应用最为广泛。本文纳入的药物中，除艾伏尼布采用 MDRD 公式（公式 -1）外，其余均通过 Cockcroft-Gault 公式（公式 -2）计算肌酐清除率，以替代肾小球滤过率评估肾功能。成人正常值为 90~120ml/min，肾功能损伤共分为 I ~ V 期（表 5-9）。

公式 -1：$eGFR=170 \times (Scr)^{-0.999} \times (年龄)^{-0.176} \times (BUN)^{-0.170} \times (ALB)^{0.318} \times (0.742 女性)$

注：eGFR，肾小球滤过率 $[ml/(min \cdot 1.73m^2)]$；Scr，血肌酐（mg/dl）；BUN，尿素氮（mg/dl）；ALB，血浆白蛋白（g/dl）

公式 -2：$Ccr = [(140- 年龄) \times 体重 \times (0.85$

女性）] / （72 × Scr）

注：eGFR，肾小球滤过率 [ml/ （min · 1.73m^2)]；Scr，血肌酐（mg/dl）；BUN，尿素氮（mg/dl）；ALB，血浆白蛋白（g/dl）

表 5-9　肾功能不全评估（Cockcroft-Gault 公式）

肾功能损伤		Ccr（ml/min）
轻度	I	60~89
中度	II	30~60
重度	III	< 30
	IV	< 15 接受透析治疗
死亡	V	-

肾功能损伤相关指标的 CTCAE 5.0 分级见表 5-10。

----- 肾功能损伤风险管控措施 -----

①治疗前充分评估，注意甄别患者是否同时存在多个导致肾损伤的危险因素，如高血压肾病、糖尿病肾病、泌尿系统梗阻、合并使用肾毒性药物等，并注意监测肾功能相关标志物。

②注意患者出入量情况、电解质水平，对容量不足患者，应辨明原因，予以补液等干预措施。对出量不足或存在少尿的患者，也需要及时鉴别具体原因，明确是否已经存在肾损害。

③治疗前应监测患者肾功能，部分药物需根据肾功能水平进行剂量调整，以降低体内暴露量，降低不良反应（表 4-6）。

表 5-10　肾功能的评估指标的 CTCAE 5.0 分级

不良反应	1 级	2 级	3 级	4 级	5 级
急性肾损伤	–	–	需住院治疗	危及生命，需透析治疗	死亡
肌酐增高	> 1~1.5 倍 ULN	> 1.5~3.0 倍基线数值 > 3.0 倍 ULN	> 3.0 倍基线数值 > 3.0~6.0 倍 ULN	> 6.0 倍 ULN	–
高钙血症	血浆校正钙> 1~11.5mg/dl（> 2~2.9mmol/L）离子钙> 1~1.5mmol/L	血浆校正钙> 11.5~12.5mg/dl（> 2.9~3.1mmol/L）离子钙> 1.5~1.6mmol/L，合并症状	血浆校正钙> 12.5~13.5mg/dl（> 3.1~3.4mmol/L）离子钙> 1.6~1.8mmol/L，需住院治疗	血浆校正钙> 13.5mg/dl（3.4mmol/L）离子钙> 1.8mmol/L，危及生命	死亡
高钾血症	> 1~5.5mmol/L	> 5.5~6.0mmol/L	> 6.0~7.0mmol/L，需住院治疗	> 7.0mmol/L，危及生命	死亡
高镁血症	> 1~3.0mg/dl（> 1~1.23mmol/L）	–	> 3.0~8.0mg/dl（> 1.23~3.30mmol/L）	> 8.0mg/dl（> 3.30mmol/L），危及生命	死亡

续表

不良反应	1级	2级	3级	4级	5级
高钠血症	＞1~150mmol/L	＞150~155mmol/L	＞155~160mmol/L，需住院治疗	＞160mmol/L，危及生命	死亡
高磷血症	仅实验室检验升高，但无需干预	需非侵入性干预措施	情况严重或医疗显著，但暂不危及生命，需住院治疗或延长住院时间	危及生命，需立即干预，如透析治疗	死亡
高尿酸血症	＞ULN，无生理后果	—	＞ULN，有生理后果	危及生命	死亡

注：急性肾损伤，患者在两周内肾功能丧失，原因一般分为肾前性、肾性及肾后性；ULN，正常值上限；—指此等级不存在

四、肝功能损伤

药物性肝损伤（DILI），临床表现无特异性，如乏力、食欲减退，部分患者有厌油腻、肝区胀痛及上腹不适等消化道症状。少数患者可有发热、皮疹、嗜酸性粒细胞增多甚至关节酸痛等过敏表现，还可能伴有其他肝外器官损伤的表现。肝功能严重损伤伴有胆汁淤积患者，可有全身皮肤黄染、大便颜色变浅和瘙痒等典型症状。

抗肿瘤药物相关肝损伤的临床分型包括固有型、特异质型、间接型 3 类。前者为直接毒性，与给药剂量呈正相关，可预测；特异质型与独特的宿主特征有关，不可预测；后者为通过加剧基础肝脏疾病或者免疫系统状态而间接导致肝损伤。根据临床表现，还可以分为急性 DILI、慢性 DILI 及特殊表型 DILI，其中，急性 DILI 是临床最为常见的一种表型鉴于肝脏生物化学异常模式的差异，进一步又可将急性 DILI 分为 3 类：肝细胞损伤型、胆汁淤积型及混合型（表 5–11），有助于指导用药方案的制定。CTCAE 5.0 评估肝功能不全的指标分级见表 5–12。

表 5–11 基于肝脏生物化学异常模式的急性 DILI 分型

分类	肝细胞损伤型	胆汁淤积型	混合型
R 值	R ≥ 5	R ≤ 2	2<R<5
受损的靶细胞	以肝细胞受损为主	以肝内胆管细胞受损为主或损伤肝外胆管	既有肝细胞受损，又有肝内胆管细胞和（或）肝外胆管受损

注：R 值 =（ALT 实测值 /ALT 的 ULN）/（ALP 实测值 /ALP 的 ULN）；ULN，正常值上限

表 5-12　肝功能异常指标的 CTCAE 5.0 分级

不良反应	1 级	2 级	3 级	4 级
丙氨酸氨基转移酶增高	> 1~3 倍 ULN（基线值正常）1.5~3.0 倍基线值（基线值不正常）	3~5 倍 ULN（基线值正常）> 3.0~5.0 倍基线（基线值不正常）	5~20 倍 ULN（基线值正常）> 5~20 倍基线值（基线值不正常）	> 20 倍 ULN（基线值正常）> 20 倍基线值（基线值不正常）
天冬氨酸氨基转移酶增高	> 1~3 倍 ULN（基线值正常）> 1.5~3.0 倍基线值（基线值不正常）	> 3~5 倍 ULN（基线值正常）> 3.0~5.0 倍基线值（基线值不正常）	> 5.0~20.0 倍 ULN（基线值正常）> 5.0~20.0 倍基线值（基线值不正常）	> 20.0 倍 ULN（基线值正常）> 20.0 倍基线值（基线值不正常）
血胆红素增高	> 1~1.5 倍 ULN（基线值正常）> 1~1.5 倍基线值（基线值不正常）	> 1.5~3.0 倍 ULN（基线值正常）> 1.5~3.0 倍基线值（基线值不正常）	> 3.0~10 倍 ULN（基线值正常）> 3.0~10 倍基线值（基线值不正常）	> 10 倍 ULN（基线值正常）> 10 倍基线值（基线值不正常）
γ-谷氨酰转移酶增高	> 1~2.5 倍 ULN（基线值正常）2.0~2.5 倍基线值水平（基线值不正常）	> 2.5~5.0 倍 ULN（基线值正常）> 2.5~5.0 倍基线值水平（基线值不正常）	> 5.0~20.0 倍 ULN（基线值正常）> 5.0~20.0 倍基线水平（基线值不正常）	> 20.0 倍 ULN（基线值正常）> 20.0 倍基线水平（基线值不正常）

注：无 5 级不良反应；ULN，正常值上限

本书纳入的常见引起肝损伤的药物包括 BCR-ABL 抑制剂（伊马替尼、尼洛替尼、达沙替尼、氟马替尼、奥雷巴替尼、泊那替尼、博舒替尼）、BTKi（伊布替尼、阿可替尼）、利妥昔单抗与 CAR-T 细胞疗法（阿基仑赛、瑞基奥仑赛、泽沃基仑赛）。表 5-13 显示了已知部分药物的肝毒性风险等级与报道的肝损伤临床表型。

表 5-13　已知部分药物的肝毒性风险等级与报道的肝损伤临床表型

药物类型	风险等级[1,2]	报道的肝损伤临床表型
伊马替尼	B	急性肝损伤：多数为肝细胞损伤型，少见胆汁淤积型和混合型；急性肝衰竭；HBV 再激活
尼洛替尼	D	最初为肝细胞损伤型，可演变为严重的胆汁淤积型；吉尔伯特综合征；严重肿瘤溶解综合征少见
达沙替尼	D	急性肝损伤少见：肝细胞损伤型；HBV 再激活
博舒替尼	D	急性肝损伤少见：肝细胞损伤型
伊布替尼	D	急性肝损伤罕见：肝细胞损伤型；肝衰竭罕见；HBV 再激活
阿可替尼	D	HBV 再激活罕见
利妥昔单抗	A	HBV 再激活；其他病毒再激活及其他机会性感染引起的急性肝炎
奥妥珠单抗		HBV 再激活

注：1. 风险等级表示肝损伤的可能性等级：A= 充分已知因素、D= 可能因素；2. 部分低风险及未经证实风险的常用抗肿瘤药物未列于上表，药物肝损伤具体发生风险详见药品说明书

BCR-ABL酪氨酸激酶抑制剂与BTKi均经过肝脏代谢，由粪便排泄，因此存在直接的肝脏毒性。研究显示与肝功能正常者相比，肝功能受损患者的BTKi峰浓度（C_{max}）和血药浓度曲线下面积（AUC）显著更高。除此之外，两者均可存在乙肝病毒再激活的风险，具体机制可能与抑制免疫细胞功能及其脱靶效应有关。欧盟的一项研究表明对于慢性乙型肝炎病毒携带者在接受BCR-ABL酪氨酸激酶抑制剂治疗时会出现乙肝病毒再激活，还可发生急性肝功能衰竭或急性重型肝炎，甚至导致肝移植或死亡。同样在阿可替尼及伊布替尼的临床试验中均报道了乙型肝炎复发的病例，包括致死事件。

利妥昔单抗较少报道对肝功能异常的病例，包括氨基转移酶（ALT、AST）升高、胆红素升高以及肝炎的发生，但其属于导致乙肝病毒再激活的高风险（＞10%）药物，基于此，美国FDA自2013年9月起即在其产品标签上添加了黑框警告，"接受美罗华治疗的患者可能发生乙型肝炎病毒再激活，在某些情况下导致急性重型肝炎，肝衰竭和死亡。治疗开始前应对患者进行乙肝病毒的筛选，治疗期间和治疗后进行监测。当出现乙型肝炎病毒再激活时应停止美罗华及伴随药物的治疗"。奥妥珠单抗同样可引起乙肝病毒再激活，治疗之前应该在所有患者中进行乙型肝炎病毒（HBV）筛查，至少应包括HBsAg和HBcAb

检查。可以根据当地指导原则适当补充检测其他标志物。活动性乙型肝炎患者不应该接受奥妥珠单抗治疗。在治疗开始之前，血清学阳性的乙型肝炎患者应咨询肝病专家，并且应按照当地医疗规范接受监测和管理，以预防肝炎病毒再激活。CAR-T 细胞疗法十分常见肝功能障碍，阿基仑赛及泽沃基仑赛诱导肝功能异常比率 ≥ 50%，并且同样具有乙肝病毒再激活的风险。

Child-Pugh 分级标准是对肝硬化患者的肝脏储备功能进行量化评估的分级标准，本书纳入的药物多以 Child-Pugh 分级标准及简化方法评估肝功能不全。应注意在治疗前接受基线肝功能检查，并在治疗期间，根据说明书要求进行定期监测，如观察到肝毒性证据，则应中断治疗、调整剂量或中止治疗。

肝功能损伤风险管控措施

①部分白血病新型治疗药物可导致肝炎病毒激活，特别是乙肝（HBV）。对于 HBV（HBsAg）阳性、抗 HBsAg 阴性 / 抗乙肝核心（抗 HBc）阳性患者，启动治疗前应进行 HBV DNA 定量水平检测，DNA 水平高者应同时进行抗病毒治疗。已知感染 HBV 的患者，建议每 4 周进行氨基转移酶检测，每 3 个月或肝酶异常时进行 HBV 病毒载量检测。一旦出现 HBV DNA 水平升高，应考

虑抗病毒治疗。

②在治疗开始前、每个治疗周期以及临床要时应监测肝功能，并告知患者监测指标的内容、分级及相应处理原则，如氨基转移酶（AST、ALT）、胆红素（TBil、DBil）等肝功能指标。

③治疗开始前，应告知患者及时报告任何新发症状，如巩膜黄染、腹部不适、恶心、呕吐、皮肤瘙痒及尿黄等。出现上述情况，应及时就诊。

④对于肿瘤肝脏转移或肝外胆管浸润风险较大的患者，以及原发性肝癌、胆道或壶腹部肿瘤患者，应在抗肿瘤药物治疗前常规进行腹部 CT 或 MRI 增强，以获得基线数据。

⑤存在肝转移或既往各种原因导致的肝功能不全患者，应进行药物剂量调整，以降低药物体内暴露量（表 4-7）。

⑥发生任何肝脏毒性的体征或症状加重，除及时检测肝酶、胆红素外，还应检测白蛋白水平、凝血酶原时间。

⑦一旦发生药物性肝损伤，及时停用可疑药物是首要治疗措施，尤其是在肝脏生物化学指标迅速升高或其他肝功能受损证据存在时。

⑧美国 FDA 制订的药物临床试验停药原则认为，出现以下任一情况应考虑停药：血清 ALT 或 AST > 8ULN；ALT 或 AST > 5ULN，持续 2 周；

ALT 或 AST > 3ULN，且 TBil > 2ULN 或 INR > 1.5；ALT 或 AST > 3ULN，伴逐渐加重的疲劳、恶心、呕吐、右上腹疼痛或乐痛，发热皮疹和（或）嗜酸性粒细胞增多（> 5%）。可以此作为实践中的参考。

⑨对于无基础肝病风险且使用肝毒性较小抗肿瘤药物的患者，若仅 ALT 轻度升高（峰值 < 5 倍正常上限）且无症状，且 TBil 水平正常，可在密切监测下（每周监测肝酶和 TBil 1~2 次，如果异常指标稳定或下降，可改为每 1~2 周监测 1 次，直至恢复正常）继续或减量使用抗肿瘤药物，必要时可考虑使用 1 种针对性的肝损伤治疗药物。

五、心血管毒性

肿瘤治疗相关心脏功能不全（CTRCD）包括肿瘤治疗所带来的心脏功能改变，如心脏损伤、心肌病和心力衰竭。

肿瘤治疗相关心血管毒性（CTR–CVT）包括 CTRCD、冠状动脉疾病（CAD）、瓣膜性心脏病、心律失常、高血压、血栓形成和血栓栓塞性疾病、周围动脉疾病、出血并发症、肺动脉高压及心包疾病。

CRT–CVT 的风险因素包括使用潜在心血管毒性抗肿瘤药物、胸部放疗（纵隔、左胸部）、心脏病史、基线心肌生物标志物异常、年龄、基础疾病（高血压、糖尿病、血脂异常、慢性肾病、血栓性疾病等）及不良生活方式（吸烟、酗酒、肥胖、久坐），具体见表 5-14。在治疗前需要充分评估基线风险，确定危险分层，并随着抗肿瘤治疗的时间推移而变化，其管理流程如表 5-15 所示。药物相关心血管毒性及机制见表 5-16。表 5-17 列出了说明书中关于心血管毒性剂量调整的建议。

比较特殊的是 CAR-T 细胞治疗相关的心脏毒性。它是 CAR-T 治疗后器官特异性副作用，发生率为 10%~36%。CAR-T 细胞相关心脏毒性的临床治疗类似心脏症状的治疗，应评估 CAR-T 治疗早期细胞因子释放综合征合并心血管系统不良反应的严重程度。当细胞因子释放综合征（CRS）合并心脏不良反应时，应优先考虑托珠单抗，如果病情无法控制，则应优先考虑糖皮质激素。

表 5-14　CRT-CVT 危险分层

治疗相关危险因素	患者相关危险因素
低危	
·低剂量蒽环类药物化疗（多柔比星＜ 200mg/m²，表柔比星＜ 300mg/m²） ·应用心肌毒性较低的脂质体剂型 ·应用曲妥珠单抗前未应用蒽环类药物	年龄在 18~50 岁

治疗相关危险因素	患者相关危险因素
中危	
· 中等剂量蒽环类药物化疗（多柔比星 200~400mg/m^2，表柔比星 300~600mg/m^2） · 应用蒽环类药物后应用曲妥珠单抗 · VEGF 酪氨酸激酶抑制剂 · 第 2、3 代 BCR-ABL 酪氨酸激酶抑制剂 · 蛋白酶抑制剂 · 免疫检查点抑制剂	· 年龄在 50~64 岁 · 合并 1~2 个心血管疾病危险因素：高血压、糖尿病 / 胰岛素抵抗、血脂异常、吸烟、肥胖
高危	
· 同时应用蒽环类药物和曲妥珠单抗 · 大剂量蒽环类药物化疗（多柔比星 ≥ 400mg/m^2，表柔比星 ≥ 600mg/m^2） · 中等剂量蒽环类药物联合左胸部放疗 · 蒽环类药物化疗后 cTn 升高 · 大剂量放疗（包含心脏的左胸部放疗，放疗剂量 ≥ 30Gy） · 曾接受蒽环类药物化疗的患者，应用 VEGF 酪氨酸激酶抑制剂	· 年龄 ≥ 65 岁 · 合并 2 个以上心血管疾病危险因素：高血压、糖尿病 / 胰岛素抵抗、血脂异常、吸烟、肥胖 · 合并心血管疾病，如冠心病、外周血管疾病、心肌病、严重心脏瓣膜病、心力衰竭、心律失常（心房颤动、心房扑动、室性心动过速） · 接受抗肿瘤治疗前已出现 LVEF 下降，或 LVEF 接近正常值低限（LVEF 50%~54%）

表 5-15　CRT-CVT 管理流程

基线	抗肿瘤治疗期间	抗肿瘤治疗完成	长期随访
基线心血管毒性风险评估	· 建议及指导患者保持健康的生活方式 · 积极处理治疗心血管风险因素和心血管疾病		

续表

基线	抗肿瘤治疗期间	抗肿瘤治疗完成	长期随访
低风险人群	标准监测	治疗完成1年后评估	每年行心血管风险评估，若出现新发心血管症状、体征、重新评估
中风险人群	心内科转诊	治疗完成1年后评估	每年行心血管风险评估，随访满5年重新进行心血管毒性分层，每5年行经胸超声心动图（TTE）检查
高风险人群	心内科转诊	治疗完成3个月和1年后评估	每年行心血管风险评估，治疗完成1、3、5年行TTE检查，此后每5年行TTE检查
	心血管疾病预防		

出现新发心血管症状、体征、转诊心内科

表 5-16　白血病新型治疗药物心血管毒性及机制

药物	心血管毒性	病理生理机制
BCR-ABL抑制剂（伊马替尼、尼洛替尼、博舒替尼、达沙替尼、泊那替尼）	冠状动脉疾病、心力衰竭、Q-T间期延长、高血压（尼洛替尼、达沙替尼）、胸腔积液（伊马替尼、达沙替尼）、心包炎和心包积液（博舒替尼）、外周动脉疾病（泊替那尼）	·加速动脉粥样硬化和内皮功能障碍 ·血栓性微血管病 ·高脂血症、高血糖

药物	心血管毒性	病理生理机制
BTKi（阿可替尼、伊布替尼）	心房颤动、室性心律失常、高血压	· 抑制 PI3K/AKT 通路 · 心房纤维化 · 钙处理失调
抗 CD20 单克隆抗体（利妥昔单抗）	心力衰竭、冠状动脉疾病、心动过缓、房室传导阻滞、心房颤动、室性心动过速 / 心室颤动	· 细胞因子释放增多、IL-6 神经激素激活明显、交感神经过度激活和微血管功能障碍 · 心肌细胞网状蛋白纤维形成增多、心肌细胞传导减弱
CAR-T 细胞疗法（阿基仑赛、瑞基奥仑赛、泽沃基仑赛）	心力衰竭、窦性心动过速、心律失常、低血压	· 严重的细胞因子释放综合征导致血流动力学不稳定、毛细血管渗漏和弥散性血管内凝血，以及血清 VWF 和 Ang2 浓度升高 · IL-6 通过 p38MAPK 信号通路抑制心肌收缩功能 · 心肌中 TNF-α 表达增加可增强心脏毒性 · CAR-T 细胞对肌动蛋白脱靶交叉反应引起的直接心脏毒性 · TLS 相关代谢紊乱引起的心律失常

表 5-17　白血病新型治疗药物心血管毒性剂量调整

不良反应	建议措施
尼洛替尼	
Q-Tc 间期 > 480ms	· 停止服用本品，及时检测血清钾和镁，如果血清钾和镁低于正常值低限，则应补充使之达到正常范围，并必须检查合并用药的情况

不良反应	建议措施
Q–Tc 间期 > 480ms	· 如果 Q–Tc 间期恢复到 < 450ms，并与基线值相差不超过 20ms，则可在 2 周内恢复本品先前的剂量 · 如果 2 周后 Q–Tc 间期介于 450~480ms，则成人剂量应降低至 400mg 每日 1 次，儿童剂量降低至 230mg/m² 每日 1 次 · 如果降低剂量后 Q–Tc 间期仍 > 480ms，则应停止使用
氟马替尼	
心脏毒性 2/3 级	· 第 1 次发生，停药观察，在恢复到 ≤ 1 级后，降低 1 级剂量水平继续治疗 · 第 2 次发生或恢复到 ≤ 1 级的时间超过 28 天，终止治疗
心脏毒性 4 级	终止治疗
泊那替尼	
心脑血管毒性 1 级	中断治疗直至恢复，然后以相同剂量开始治疗
心脑血管毒性 2 级或心力衰竭 2/3 级	· 中断治疗，在恢复到 ≤ 0~1 级后，降低 1 级剂量水平继续治疗 · 如果复发，则终止治疗
心脑血管毒性 3/4 级或心力衰竭 4 级	终止治疗
伊布替尼	
心力衰竭 2 级	· 第 1 次发生，在恢复后降低 1 级剂量水平继续治疗 · 第 2 次发生，在恢复后再次降低 1 级剂量水平继续治疗 · 第 3 次发生，终止治疗

不良反应	建议措施
心律失常 3 级	· 第 1 次发生，在恢复后降低 1 级剂量水平继续治疗 · 第 2 次发生，终止治疗
心力衰竭 3/4 级或心律失常 4 级	第 1 次发生，即终止治疗
吉瑞替尼	
Q–Tc 间期 > 500ms	· 暂停治疗 · Q–Tc 间期恢复至基线值 ±30ms 或 ≤ 480ms 时，以降低后的剂量（80mg 或 120mg）重新开始治疗
第 1 周期第 8 天 ECG 显示 Q–Tc 间期延长 > 30ms	· 第 9 天进行 ECG 确认 · 如确认，考虑将剂量降至 80mg
艾伏尼布	
Q–Tc 间期在 480~500ms	· 暂停服用本品 · 根据临床指征，监测并补充电解质 · 检查并调整已知具有可延长 Q–Tc 间期效应的合并用药 · 在 Q–Tc 间期恢复至小于或等于 480ms 后，恢复本品每日 500mg 治疗 · Q–Tc 间期延长恢复后，至少每周 1 次监测 ECG，持续 2 周
Q–Tc 间期 > 500ms	· 暂停服用本品 · 根据临床指征，监测并补充电解质 · 检查并调整已知具有可延长 Q–Tc 间期效应的合并用药 · 当 Q–Tc 间期恢复至基线值 ±30ms 以内或 ≤ 480ms 时，以减量至每日 250mg 恢复本品的治疗 · 在 Q–Tc 间期延长恢复后，至少每周一次监测 ECG，持续 2 周 · 如果可以确定 Q–Tc 间期延长的其他病因，可以考虑将本品剂量重新恢复至每日 500mg

续表

不良反应	建议措施
伴有危及生命的心律失常症状/体征的Q-Tc间期延长	永久停用本品

1. 肿瘤治疗相关心功能不全

肿瘤治疗相关心功能不全通常是一种双心室功能障碍性心脏病，不仅表现为收缩功能降低，还可表现为舒张功能障碍，具体定义如表5-18所示。CTRCD可以在治疗早期或几年后发生，关于CTRCD的机制仍不明确，且缺乏亚临床心肌损伤预测的敏感性诊断工具，一旦心功能障碍通过影像学检查识别，就意味着患者已经发生严重且不可逆转的损害。目前CTRCD的临床诊断主要依赖于心电图、超声心动图、生物标志物（BNP/NT-pro BNP、cTnI/cTnT）、放射性核素显像、心脏磁共振成像；心内膜心肌活检被认为是诊断心肌损伤的金标准，但因其属于有创检查且对操作者要求较高在临床应用中受到一定限制。

BCR-ABL抑制剂达沙替尼常见心力衰竭不良反应，据报道其发生率为2%~4%。泊那替尼有黑框警告，其心力衰竭发生率为8%左右，研究显示脱靶效应，特别是对PI3K和Akt信号通路的脱靶效应可诱导其心脏毒性。BTKi伊布替尼可增加致命的严重心律失常和心力衰竭风险，在临床应用中，不良反应而不是疾病进展是伊布替尼停药的最常见原因，超过10%的患者因心脏副作用而停药。

在肿瘤治疗过程中出现轻度无症状的 CTRCD，应考虑在不中断肿瘤治疗的同时，应用 ACEI/ARB/ARNI 类药物联合或者不联合 β 受体拮抗剂，保护心肌。无症状中重度及有症状的 CTRCD 应进行规范的心力衰竭的治疗，无药物禁忌或不耐受的情况下，治疗方案需包括 ACEI/ARB/ARNI 类药物、β 受体拮抗剂、SGLT-2 抑制剂、盐皮质激素受体拮抗剂，推荐遵循心力衰竭诊疗指南，在心血管医生指导下增加剂量达靶剂量。

表 5-18　CTRCD 定义

分类	程度	治疗策略
有症状 CTRCD 心力衰竭（HF）：由于心脏的结构和（或）功能异常，导致静息和（或）运动时心内压升高和（或）心输出量不足的一种临床综合征，主要症状包括呼吸困难、脚踝肿胀、疲劳，可能伴有颈静脉压升高、肺泡破裂音、周围水肿等体征	极重度	心力衰竭需要肌力支持、机械循环支持或考虑移植
	重度	心力衰竭住院治疗
	中度	门诊强化利尿和抗心力衰竭治疗
	轻度	心力衰竭症状轻微，不需要强化治疗
无症状 CTRCD	重度	新发 LVEF 降低至 < 40%

续表

分类	程度	治疗策略
无症状 CTRCD	中度	① 新发 LVEF 降低 ≥ 10% 至 LVEF40%~49% ② 新发 LVEF 降低 < 10% 至 LVEF40%~49% 及 GLS 较基线相对下降 > 15% ③新发心肌生物标志物升高
	轻度	① LVEF 降低 ≥ 50% ② 新发 GLS 较基线相对下降 > 15% 和（或）新发心肌生物标志物升高 [cTnT 或 cTnl >正常人群第 99 个百分位（正常值上限），BNP ≥ 35pg/ml，NT-pro BNP ≥ 125pg/ml]

┌------ **心功能不全风险管控措施** ------┐

①接受抗肿瘤治疗的患者，在治疗之前应该通过详细的临床评估和辅助检查综合分析，根据基线情况进行危险分层，以便早期识别可能出现心肌毒性的高危患者。对存在生活方式相关的心血管相关危险因素的患者，需要进行严格限制，包括戒烟限酒、适度锻炼等。

②针对已患有心血管疾病的患者，在肿瘤治疗前和治疗中应接受最佳心血管治疗方案，并严格监测 CTRCD 的产生。

③肿瘤治疗过程中如果患者出现 CTRCD，应进行多学科诊疗。遵循心力衰竭诊疗指南的推荐意见，综合考虑肿瘤和心血管症状、肿瘤预后与

治疗、患者意愿等因素，予以适宜的干预方案，并调整肿瘤治疗方案。

2. 高血压

根据《中国高血压防治指南（2018 年修订版）》以及《2018ESC/ESH 高血压管理指南》，多次测量血压，至少有 2 次诊室血压达到收缩压 ≥ 140mmHg 或舒张压 ≥ 90mmHg，可诊断为高血压。

高血压是抗肿瘤治疗最常见的副作用之一，其机制涉及直接血管效应和肾脏效应的双重影响。维奈克拉联合阿扎胞苷治疗时，≥ 3 级高血压的发生率占比 7%。BCR-ABL 抑制剂伊马替尼偶见引起高血压，达沙替尼及尼洛替尼相关高血压的发生率介于 1%~10%。氟马替尼所有级别高血压发生率 2.0%~2.6%，其中 ≥ 3 级高血压的发生率为 1%~2%。奥雷巴在临床试验受试者中高血压的发生率为 8.2%，≥ 3 级高血压发生率为 3.8%，无严重不良反应报告，至首次发生高血压（任何级别）的中位时间为 113.0 天，高血压（任何级别）的中位持续时间为 103.0 天。晚期肿瘤或接受博舒替尼作为二线或二线以上治疗的患者中，7.8% 的病例可发生高血压。泊那替尼系统性高血压发病率 > 30%，且 12%~14% 的患者出现严重或者重度高血压，包括高血压危象。

高血压是 BTKi 伊布替尼治疗期间常见的心脏不

良事件，累积发病率为 78%，到血压峰值的中位时间从 1.8 个月到 6 个月不等。伊布替尼单药治疗的临床试验中，3 级高血压（收缩压 ≥ 160mmHg 或舒张压 ≥ 100mmHg）的发生率为 7%~30% 不等，随着用药时间的延长，发生率上升。已证实伊布替尼治疗期间新诊断或既往高血压加重与主要不良心血管事件，特别是心房颤动（简称房颤）的较高发生率相关。目前该药导致高血压的机制尚不明确，一种可能的机制是对血管内皮生长因子（VEGF）的影响。阿可替尼单药治疗临床试验中，有 5%~9% 的患者出现高血压。在 ELEVATE-RR 中，阿可替尼组发生任何级别和 ≥ 3 级高血压的比例分别为 9.4% 和 4.1%，而伊布替尼组为 23.2% 和 9.1%，阿可替尼组没有患者因高血压而停药。

单抗类药物利妥昔单抗输液后更容易引起低血压，所以在进行输注之前 12h 以及输注过程中，应该考虑停用抗高血压药物。奥妥珠单抗所有级别高血压发生率为 6.2%，其中 ≥ 3 级高血压的比例为 1.7%。

《布鲁顿酪氨酸激酶（BTK）抑制剂用药安全管理中国专家循证共识（2024 年版）》指出，BTKi 导致的高血压应积极治疗，避免调整药物治疗剂量。当优化降压治疗方案仍不能达到最佳血压控制时，可考虑减少 BTKi 的剂量。如果在降压治疗后仍然存在严重高血压（＞ 180/120mmHg），则应停止治疗，直到血压得到充分控制。一旦任何 BTKi 治疗停止，降压药的剂量可能需要调整。

依据《2023CSCO 心脏病学临床实践指南》推荐，肿瘤患者的血压≥ 130/80mmHg 时，若已合并高危心血管风险，应立即启动抗高血压药物治疗。初始降压目标为血压≤ 140/90mmHg，若能耐受，降压目标≤ 130/80mmHg。根据经验性用药和按照原发性高血压治疗原则，肿瘤相关高血压的降压药物初始的药物选择需考虑是否合并蛋白尿。合并蛋白尿者，可考虑启动 ACEI 或 ARB 类药物，未合并蛋白尿，可考虑启动二氢吡啶类钙通道阻滞剂（CCB）；根据血压调整情况，可加量至降压药物的最大耐受剂量，若在此情况下血压仍未达标，可分别联合上述药物中不同机制的药物联合治疗。在以上方案最大耐受剂量之下血压仍未达标，无禁忌证的情况下，可加用利尿药，根据血压情况，可加量至降压药物的最大耐受剂量；若血压仍未达标，在无禁忌证的情况下，可加用盐皮质激素拮抗剂，并根据耐受情况加量至最大剂量；如血压仍未达标，可考虑加用硝酸酯类药物或中枢 α 受体拮抗剂，并考虑降低抗肿瘤药物剂量或停药。

- - - - - - - - - 高血压风险管控措施 - - - - - - - - -

①在启动抗肿瘤药物治疗之前，需要全面评估血压升高的原因和心血管危险因素，并给予早

期纠正或治疗，以防止抗肿瘤治疗中断和心血管并发症的发生。

②对于肿瘤相关高血压患者，建议进行心血管病随访和治疗优化。

③建议 ACEI 为抗肿瘤药物相关高血压的一线降压用药，二氢吡啶类 CCB（如氨氯地平、硝苯地平控释片、非洛地平）为二线降压用药。对于收缩压 ≥ 160mmHg 和舒张压 ≥ 100mmHg 的癌症患者，推荐使用 ACEI 或 ARB 和二氢吡啶 CCB 联合治疗。

④非二氢吡啶类 CCB 地尔硫䓬和维拉帕米由于显著抑制细胞色素 CYP3A4，会影响抗肿瘤药物（伊马替尼、尼洛替尼、达沙替尼、氟马替尼、奥雷巴替尼、泊那替尼、伊布替尼、泽布替尼、奥布替尼、阿可替尼、吉瑞替尼、艾伏尼布）的血药浓度，因而避免使用。

⑤在治疗期间，严密地监测血压：第 1 个治疗周期内每周测量 1 次血压，后续治疗周期中至少每 2~3 周内测量 1 次。

⑥对存在危险因素的患者进行生活方式的干预，包括减少钠盐摄入、增加钾的摄入、合理均衡膳食、控制体重、戒烟限酒、适当运动、减轻精神压力和保持心理平衡等。

3. 心律失常

抗肿瘤药物治疗相关的心律失常包含多种类型，可分为快速性心律失常和缓慢性心律失常。以心房颤动、室性心律失常等快速心律失常发生较为多见，而缓慢性心律失常相对较少。表 5-19 呈现了本书纳入药物相关心律失常的具体类型。常见心律失常及治疗见表 5-20。

表 5-19　白血病新型治疗药物相关心律失常

心律失常类型	药物
窦性心动过速	奈拉滨、伊马替尼、达沙替尼、氟马替尼、贝利妥欧单抗
房性心动过速	氟马替尼、奥布替尼、达雷妥尤单抗
心房扑动	奥雷巴替尼、阿可替尼、伊布替尼、泽布替尼、单克隆抗体（达雷妥尤单抗、贝林妥欧单抗）
心房颤动	伊马替尼、尼洛替尼、泊那替尼、奥雷巴替尼、阿可替尼、伊布替尼、泽布替尼、单克隆抗体（利妥昔单抗、达雷妥尤单抗）、CAR-T 细胞治疗
室上性心动过速	氟马替尼、奥布替尼、单克隆抗体（利妥昔单抗、达雷妥尤单抗、贝利妥欧单抗）、CAR-T 细胞治疗
室性心动过速/心室颤动	氟马替尼、奥雷巴替尼、奥布替尼、伊布替尼、单克隆抗体（利妥昔单抗、达雷妥尤单抗）
心脏骤停	达沙替尼、尼洛替尼、单克隆抗体

续表

心律失常类型	药物
缓慢性心律失常（心动过缓）	尼洛替尼、氟马替尼、单克隆抗体（达雷妥尤单抗、贝利妥欧单抗）
房室阻滞及传导系统异常	尼洛替尼、利妥昔单抗
Q-Tc 间期延长	达沙替尼、尼洛替尼、奥布替尼、吉瑞替尼、艾伏尼布

表 5-20　常见心律失常及治疗

心律失常类型	治疗
窦性心动过速	去除诱因，必要时应用 β 受体拮抗剂、非二氢吡啶类 CCB 或依伐布雷定减慢心率
心房颤动	严密心电监护，去除诱因 心率和心律控制：β 受体拮抗剂、非二氢吡啶类 CCB 或地高辛。地高辛优选合并射血分数降低型心力衰竭患者；进一步可考虑抗心律失常药物、电复律或导管消融治疗（建议请肿瘤心脏病专科或心内科医师会诊）
心房颤动	抗凝治疗：可选用低分子肝素（作为短期或桥接抗凝方案）、新型口服抗凝药（利伐沙班、达比加群、艾多沙班及阿哌沙班等）或维生素 K 拮抗剂（华法林）
窦房结功能障碍和房室传导异常	缓慢性心律失常和房室传导阻滞的患者的处理应遵循个体化原则：先考虑去除诱因，再考虑是否应用药物如异丙肾上腺素提高心率或起搏器治疗（临时起搏或永久起搏治疗）

（1）心房颤动

单导联心电图（≥30s）或 12 导联心电图

（≥10s）显示P波消失，代之以大小、形态及时限均不规则的颤动波（F波）、RR间期绝对不规则即可诊断为房颤。患者最常出现的症状为心悸、活动耐力下降和胸部不适，部分患者也可有头晕、焦虑及尿量增加等症状。本书纳入的药物中，以BCR-ABL抑制剂、BTKi、单克隆抗体及CAR-T细胞治疗均可引起房颤。房颤发生人群更容易集中在具有传统心血管危险因素，如高龄（>60岁）、存在高血压、睡眠呼吸暂停、冠心病、心肌肥厚、心衰、甲状腺或肺部疾病等患者中。

WHO药物警戒数据库分析报告指出，BCR-ABL抑制剂，尼洛替尼及泊那替尼与房颤发生显著相关。泊那替尼房颤发生率约为8%，其中3级及以上级别发生率为3.3%。有研究提示泊那替尼心脏毒性的发生率与剂量强度有关，在每日45mg时发生率最高（42%），且有少部分（7%）的心血管事件发生时间具有滞后性。奥雷巴替尼临床试验中，有1.3%的患者发生房颤，其中严重不良反应占比为0.94%；至首次发生房颤的中位时间为251.5天，房颤的中位持续时间为11天，所有患者均可痊愈。

BTKi中，房颤是与伊布替尼相关的最常见的导致停药的心血管毒性，机制主要与其对c端SRC激酶（CSK）的脱靶作用有关。在实际数据和最新的临床试验中，房颤发生率高达16%~30%，开始使用伊布替尼后发生房颤的中位时间为 3~5 个月，60% 的患者在停药 1 周内可得到缓解。目前，已证实长期接受伊布替尼治疗可增加患者房颤的发生率，且房颤与心力衰竭和血栓栓塞密切相关。阿可替尼单药治疗的恶性血液疾病患者中，房颤 / 心房扑动发生率高达 4.4%，其中 ≥ 1.3% 的患者为 ≥ 3 级事件。阿可替尼诱发心房颤动的机制尚不清楚，很可能是通过 CaMKII 和 RyR 对心肌细胞内钙处理的影响而介导。在 ASPEN Ⅲ期研究中，泽布替尼房颤发生率为 2%，且无 3 级事件出现，安全性明显优于伊布替尼（15%）。

单克隆抗体利妥昔单抗及奥妥珠单抗房颤发生率分别为 1% 和 2.6%，在用药过程中需要加强监测。CAR-T 细胞疗法罕见，目前对于抗肿瘤药物相关的房颤治疗仍是遵循专科诊断和管理指南。依照《2024ESC 心房颤动诊断和管理指南》积极抗凝 / 防止卒中治疗，管理心律和心室率。具体推荐如下：① 根据 CHA2DS2-VASc 评分和 HAS-BLED 评分，结合 ESC 肿瘤心脏病学指南推荐的"TBIP"框架，评估抗凝治疗的获益和风险；优先推荐口服抗凝剂的选择包括维生素 K 拮抗剂（VKAs，如华法林）和非维生素 K 拮抗剂（NOACs，如达比加群、利伐沙班、艾多沙班、阿哌沙班）；目前认为新型口服抗凝药优于华法林。在不适合口服抗凝剂的情况下，可选择低分子肝素。除口服抗凝剂外，预防卒中的方法还有经皮左心耳封堵术（LAAO），可与导管消融联合用于房颤的治疗。对长期口服抗凝药出血风险极高的患者，推荐选择替代性卒中预防策略（如 LAAO）。②胺碘酮被推荐用于所有房颤患者的长期节律控制，包括那些伴有心功能不全的患者。然而，由于其心脏毒性，只要有可能，可以首先考虑其他抗心律失常药物。当 I 类或 III 类抗心律失常药物治疗失败或患者不能耐受后，建议对阵发性房颤、持续性房颤进行房颤 PVI 导管消融以控制心脏节律，改善房颤复发症状；当房颤患者极有可能发生心动过速引起的心肌病时，建议进行导管消融逆转左室功能障碍，无关患者的症状状态。③对于 LVEF ≥ 40%，建议使用 β 受体拮抗剂、地尔硫䓬或维拉帕米作为控制房颤心室率的首选药物；LVEF < 40%，建议使用 β 受体拮抗剂和（或）地高辛来控制心室率。鉴于本书纳入的多数药物均通过 CYP3A4 代谢，因此需避免使用地尔硫䓬或维拉帕米。

（2）Q-Tc 间期延长

Q-T 间期延长综合征是以心电图 Q-T 间期延长为特征，易发生恶性室性心律失常（尤其是尖端扭转型室性心动过速）、晕厥及猝死的一组临床综合征。Q-T 间期包括心室除极和复极总时间，在心电图上表现为自 QRS 波的起点至 T 波恢复的终点所占的时间。正常成年人的心率在 60~100 次 / 分，Q-T 间期的对应值范围在 360~440ms。Q–Tc 间期是按心率校正的 Q–T 间期，Q–Tc 间期延长表示心脏复极延迟，反映了心电异常，通常与心律失常敏感性增高密切相关，Q–Tc 间期计算的公式包括 Bazett 公式、Fridericia 公式、Framingham 公式，Hodges 公式。广泛用于临床的 Q–Tc 间期校正公式为 Bazett 公式，但因其已被证实高估了心率加快时的 Q–Tc 间期，因此对肿瘤患者建议使用 Framingham 公式计算。美国 FDA 推荐使用 Fridericia 公式对 Q–Tc 间期延长进行分类，根据 Q–Tc 间期共分为 6 级：0 级，Q–Tc 间期 < 450ms；1 级，450ms ≤ Q–Tc 间期 ≤ 480ms；2 级，481ms ≤ Q–Tc 间期 ≤ 500ms；3 级，Q–Tc 间期 ≥ 501ms；4 级，发生 TdP；5 级，出现死亡事件。Q–Tc 间期延长多数情况下无明显异常症状，部分患者可表现为心动过缓，偶尔出现头晕，低血压，甚至晕厥。

BCR–ABL 抑制剂达沙替尼主要引发无症状 Q–T 间期延长，发生率 1%。尼洛替尼最常见的心脏不良事件是剂量依赖性 Q–T 间期延长和心源性猝死。具体机制与其对心脏组织中参与延迟整流 K^+ 电流的钾离子通道的脱靶抑制作用有关。在开始给药前、开始给药后 7 天以及之后时间里定期进行 ECG 检查以监测 Q–Tc 间期，Q–Tc 间期 > 480ms 时需要考虑调整剂量。BTKi 奥布替尼 Q–T 间期延长发生率 3.9%，当 Q–Tc 间期 ≥ 500ms 时应及时暂停和调整剂量。吉瑞替尼常见 Q-Tc 间期延长，所有级别发生率为 6.3%，≥ 3 级事件占比 0.9%。在开始吉瑞替尼治疗前，第 1 个治疗周期的第 8 天和第 15 天，以及后续 2 个周期治疗开始前进行 ECG 检查。艾伏尼布安慰剂实验中，排除心律失常高危患者后，仍有 9% 的患者的 Q-Tc 间期 > 500ms，14% 的患者与基线 Q-Tc 间期相比增加 60ms，1 例患者发生心室颤动；要求在治疗的前三周至少每周一次 ECG 检查，此后在治疗期间至少每月检查一次 ECG。阿基仑赛 ZUMA-1 研究中，7% 的患者可发生心律失常，然中国人群中并未发现此类事件。但是在同类药物中，接受 CAR-T 治疗的患者心律失常发生率可高达 77.6%，包括 Q-Tc 间期延长、房颤等，因此仍需关注。

对于 Q-Tc 间期延长的防治，治疗前的评估最为关键。应根据患者的疾病状态（既往史及现病史）、电解质水平、合并用药等综合评估 Q-Tc 间期延长的潜在风险，及时予以干预，或者选择可替代的毒性较小的药物。具体的风险因素见表 5-21。

表 5-21　Q-Tc 间期延长的潜在原因

分类	举例
先天性疾病	Jervell 和 Lange-Nielsen 综合征（包括"离子通道病"）
	Romano-Ward 综合征
	特发性

分类		举例
继发性疾病	代谢紊乱	低钾血症，低镁血症，低钙血症，饥饿，神经性厌食，液体蛋白饮食，甲状腺功能减退症
	迟缓性心律失常	窦房结功能障碍，二、三度房室传导阻滞
	其他因素	心肌缺血或梗死（特别是显著的 T 波倒置），颅内疾病，HIV 感染，低温，有机磷杀虫剂等有毒物质暴露
	药物	雄激素剥夺疗法（GnRH 激动剂/拮抗剂治疗、双侧手术睾丸切除术），利尿治疗导致低钾血症和低镁血症等电解质紊乱，金鸡纳（含奎宁）、伊博加（伊博格因）、甘草提取物等草药过量使用导致电解质紊乱
药物	高风险	阿达格拉西布（adagrasib），阿吉马林（ajmaline），胺碘酮（amiodarone），三氧化二砷（arsenic trioxide），阿司咪唑（astemizole），贝达庚啉（bedaquline），贝普地尔（bepridil），氯丙嗪（chlorpromazine），西沙帕利（受限使用）（cisaparide），德拉马尼德（delamanid），丙吡胺（disopyramide），多非利特（dofetilide），决奈达隆（dronedarone），氟哌啶醇（静脉）[haloperidol（iv）]，伊布利特（ibutilide），艾伏尼布（ivosidenib），仑伐替尼（lenvatinib），左酮康唑（levoketoconazole），美沙酮（methadone），莫博赛替尼（mobocertinib），罂粟碱（冠状动脉内）[papavirine（intracoronary）]，普鲁卡因胺（procainamide），奎尼丁（quinidine），奎宁（quinine），塞尔帕替尼（selpercatinib），舍吲哚（sertindole），索他洛尔（sotalol），特非那定（terfenadine），凡德他尼（vandetanib），维那卡兰（vernakalant），齐拉西酮（ziprasidone）

分类		举例
药物	中风险	氨磺必利（口服）[amisulpride（oral）]，阿奇霉素（azithromycin），卡培他滨（capecitabine），卡贝缩宫素（carbetocin），赛替尼（certinib），氯喹（chloroquine），西酞普兰（citalopram），克拉霉素（clarithromycin）氯法齐明（clofazimine），氯米帕明（clomipramine），氯氮平（clozapine），克唑替尼（crizotinib），达拉非尼（dabrafenib），达沙替尼（dasatinib），地氟烷（deslurane），多潘立酮（domperidone），多塞平（doxepin），多西氟尿苷（doxifluridine），氟哌利多（droperidol），康奈非尼（encorafenib），恩曲替尼（entrectinib），红霉素（erythromycin），艾司西酞普兰（escitalopram），依特卡肽（etelcalcetide），非昔硝唑（fexinidazole），氟卡尼（flecainide），氟尿苷（floxuridine），氟康唑（fluconazole），氟尿嘧啶（静脉用）[fluorouracil（systemic）]，氟哌噻吨（flupentixol），加巴喷丁（gabapentin），二葡甲胺（dimeglumine），吉米沙星（gemifloxacin），吉瑞替尼（gilteritinib），卤泛群（halofantrine），氟哌啶醇（口服）[haloperidol（oral）]，丙咪嗪（imipramine），伊妥珠单抗（inotuzumab），奥唑米星（ozogamacin），异氟醚（isoflurane），左乙拉西坦（levetiracetam），左氧氟沙星（静脉用）[levofloxacin（systemic）]，洛非西定（lofexidine），葡甲胺（meglumine），锑酸盐（antimoniate），米哚妥林（midostaurin），莫西沙星（moxifloxacin），尼洛替尼（nilotinib），奥氮平（olanzapine），昂丹司琼（静脉＞口服）[ondansetron（iv＞oral）]，奥希替尼（osimertinib），催产素（oxytocin），帕唑帕尼（pazopanib），喷他脒（pentamidine），吡西卡尼（pilsicainide），匹莫齐特（pimozide），哌喹（piperaquine），普罗布考（probucol），普罗帕酮（propafenone），异丙酚（propofol），

分类		举例
药物	中风险	喹硫平（quetiapine），奎扎替尼（quizartinib），瑞波西利（ribociclib），利培酮（risperidone），沙奎那韦（saquinavir），七氟醚（sevoflurane），司帕沙星（sparfloxacin），舒尼替尼（sunitinib），替加氟（tegafur），特布他林（terbutaline），硫利达嗪（thioridazine），托瑞米芬（toremifene），维莫非尼（vemurafenib），伏立康唑（voriconazole）
	低风险	沙丁胺醇（albuterol），阿夫唑嗪（alfuzosin），氨磺必利（静脉）[amisulpride（iv）]，阿米替林（amitriptyline），阿那格雷（anagrelide），阿扑吗啡（apomorphine），阿福莫特罗（arformoterol），蒿甲醚苯芴醇（artemetherlumefantrine），阿塞那平（asenapine），托莫西汀（atomoxetine），苯哌啶醇（benperidol），比拉斯汀（bilastine），博舒替尼（bosutinib），溴哌利多（bromperidol），丁丙诺啡（buprenorphine），布舍瑞林（buserelin），环丙沙星（静脉用）[ciprofloxacin（systemic）]，芬戈莫德（fingolimod），氟西汀（fluoxetine），氟奋乃静（fluphenazine），氟伏沙明（fluvoxamine），福莫特罗（formoterol），膦甲酸（foscarnet），福司沙韦（fostemsavir），钆膦维司（gadofosveset），吉哌隆（gepirone），格拉吉布（glasdegib），戈舍瑞林（goserelin），格拉司琼（granisetron），羟氯喹（罕见报告）[hydroxychloroquine（rare reports）]，羟嗪（hydroxyzine），伊潘立酮（iloperidone），茚达特罗（indacaterol），伊曲康唑（itraconazole），马西莫瑞林（macimorelin），马普替林（maprotiline），甲氟喹（mefloquine），美哌嗪（mequitazine），甲氧氯普胺（罕见报告）[metoclopramide（rare reports）]，甲硝唑（静脉用）[metronidazole（systemic）]，米非司酮（mifepristone），米氮平（mirtazapine），咪唑斯汀（mizolastine），奈非那韦（nelfinavir），诺氟沙星（norfloxacin），去甲替林（nortriptyline），

分类		举例
药物	低风险	氧氟沙星（静脉用）[ofloxacin（systemic）]，奥达特罗（olodaterol），奥司他丁（osilodrostat），奥沙利铂（oxaliplatin），奥扎莫德（ozanimod），丙嗪（promazine），雷多替尼（radotinib），雷诺嗪（由于心动过缓）[ranolazine（due to bradycardia）]，瑞卢戈利（relugolix），利匹韦林（rilpivirine），罗米地辛（romidepsin），罗红霉素（roxithromycin），沙美特罗（salmeterol），舍曲林（sertraline），西尼莫德（siponimod），索非那新（solifenacin），索拉非尼（sorafenib），舒必利（sulpiride），他克莫司（静脉用）[tacrolimus（systemic）]，他莫昔芬（tamoxifen），特拉万星（telavancin），替格列汀（teneligliptin），可卡因（外用）[cocaine（topical）]，地加瑞克（degarelix），地昔帕明（desipramine），氘代丁苯那嗪（deutetrabenazine），右美托咪定（dexmedet-omidine），多拉司琼（dolasetron），多奈哌齐（donepezil），依非韦伦（efavirenz），依利格鲁司他（eliglustat），艾立布林（eribulin），依曲莫德（etrasimod），依佐加滨（ezogabine），酮康唑（静脉用）[ketoconazole（systemic）]，拉西地平（lacidipine），拉帕替尼（lapatinib），来法莫林（lefamulin），亮丙瑞林（leuprolide），左沙丁胺醇（levalbuterol），左美丙嗪（levomepromazine），左美沙酮（levomethadone），锂（lithium），洛哌丁胺（过量时）[loperamide（in overdose）]，洛匹那韦（lopinavir），帕克替尼（pacritinib），帕潘立酮（paliperidone），帕比司他（panobinostat），帕罗西汀（paroxetine），帕瑞肽（pasireotide），培氟沙星（pefloxacin），氰噻嗪（periciazine），匹莫范色林（pimavanserin），匹泮哌隆（pipamperone），替洛利生（pitolisant），波内西莫德（ponesimod），伯氨喹（primaquine），

分类		举例
药物	低风险	丁苯那嗪（tetrabenazine），曲唑酮（trazodone），三氯苯达唑（triclabendazole），曲普瑞林（triptorelin），托烷司琼（tropisetron），伐地那非（vardenafil），维兰特罗（vilanterol），长春氟宁（vinflunine），伏环孢素（voclosporin），伏立诺他（vorinostat），珠氯噻醇（zuclopenthixol）

心律失常风险管控措施

①启动治疗前，应对心脏病史和心功能进行充分的临床评估，记录基线数据（心电图、超声心动图、心肌损伤标志物等）。测定电解质水平，若存在电解质紊乱（低钾血症和低镁血症）应积极查找病因，并予以纠正。

②原有房颤且需抗凝治疗的患者应考虑采用伊布替尼之外的其他 CLL 治疗；低钾血症、低镁血症及先天性长 Q-T 间期综合征患者禁用尼洛替尼。

③若患者合并心血管基础疾病，而非治疗禁忌的情况下，应积极纠正危险因素，并予以规范治疗，治疗药物选择注意规避药物相互作用。

④根据药品说明书，确定患者治疗期间监测频率及监测项目。如果患者为心血管事件高危人群，则应该增加监测频率。

⑤对出现心律不齐症状（如心悸、头晕、昏厥、胸痛不适或新发呼吸困难）的患者进行进一

步的临床评价，根据治疗的风险与获益，按照剂量调整指南进行管理。

⑥在筛选 CAR-T 候选者时，应积极识别心脏毒性危险因素。已有心血管疾病、多种心血管危险因素或心血管症状活跃的患者需要进一步的风险分层和心血管状态优化。CAR-T 治疗前通常进行超声心动图检查，以评估双心室收缩功能，排除明显的瓣膜疾病，特别警惕高危患者。

4.动脉闭塞事件

动脉闭塞事件（AOEs）包括致死性心肌梗死、中风、脑大动脉血管狭窄、严重外周血管疾病和需要紧急血运重建手术。

本书纳入的药物中，BCR-ABL 抑制剂为主要导致动脉闭塞事件的药物。尼洛替尼对血管组织和促动脉粥样硬化活动有额外的脱靶作用，此外可通过诱导代谢改变，如胆固醇和葡萄糖水平升高，导致心血管风险增加，并通过 caspase 激活和细胞凋亡诱导产生直接的心脏毒性作用导致动脉狭窄和血管痉挛。尼洛替尼严重的心血管不良事件包括急性冠状动脉综合征、中风和外周动脉疾病，这表明该药相关的心血管毒性可能发生在多个动脉床。发生心血管事件的中位时间为 14.5 个月，患者可能在几个月内经历复发性疾病，需要多次血管成形术和（或）手术。奥雷巴替尼临床病例可见动脉内皮多发性斑块、动脉狭窄、动脉硬化等，如果出现血管阻塞的临床症状或体征，需暂停治疗。博舒替尼少见 AOEs，严重的不良事件多以冠心病和心肌梗死为代表，而死亡通常由年轻受试者的脑血管意外或老年受试者的心血管事件引起。泊那替尼可通过促进表面黏附受体表达和增强血小板活化与聚集而具有促动脉粥样硬化特性，AOEs 是其黑框警告。与达沙替尼或博舒替尼治疗的患者相比，泊那替尼治疗组复发性动脉闭塞事件的发生率增加（76.7% 和 64%）。PhALLCON 研究数据显示，泊那替尼治疗 AOEs 发生率为 6%，其中心、脑、血管占比分别为 3.1%、1.8% 和 1.2%，首次 AOE 发作的中位时间为 11.3 个月；最常见的 3 级或 4 级 AOEs 分别是心肌梗死（1.2%）、外周动脉闭塞性疾病（1.2%）、心绞痛和脑血管意外（各 0.6%），且 AOEs 的发生与年龄增长正相关。

对于 AOEs 的治疗管理，以肿瘤相关冠心病为例，在治疗开始前需要积极筛查冠心病风险因素。主要心脏风险包括缺血性心脏病、心肌梗死病史；传统冠心病危险因素包括高血压、糖尿病、高脂血症、吸烟、肥胖、冠心病家族史、卒中 / 短暂性脑缺血发作及下肢动脉闭塞病史等；肿瘤治疗风险因素包括潜在血管毒性化疗药的使用和纵膈 / 胸部放疗。推荐肿瘤合并冠心病高风险的患者每年常规随访，评估并积极处理基础冠心病和危险因素。若患者出现冠心病症状或体征，积极进行 ECG、超声心动图、心肌标志物及冠状动脉造影，以明确冠心病具体分型并予以处置。针对肿瘤相关冠心病的预防，应从控制冠心病常规危险因素、降低抗肿瘤治疗方案的心血管毒性和适度的心血管保护方面推进。对于肿瘤相关冠心病的防治与普通冠心病的防治总体原则相似，但存在一些特殊性和挑战性，冠心病二级预防是缓解症状、改善预后的基石。规范的冠心病二级预防应遵从"ABCDE"方案。A：ACEI、抗血小板治疗（Anti–Platelet Therapy，如用阿司匹林及 P2Y12 受体抑制剂等）及抗心绞痛治疗（Anti–Anginatherapy，如用硝酸酯类药物及非二氢吡啶类 CCB）；B：β受体拮抗剂（β–Blocker）与控制血压（Blood Pressure Control）；C：戒烟（Cigarette Quitting）与控制血脂（Cholesterol Lowering）；D：合理饮食（Diet）与控制糖尿病（Diabetes Control）；E：运动（Exercise）与教育（Education）。表 5–22 显示了肿瘤相关冠心病的二级预防药物及证据等级。

表 5-22　肿瘤相关冠心病的二级预防

肿瘤相关冠心病的二级预防	证据类别	推荐等级
稳定性冠心病，建议首选冠心病二级预防药物治疗	1A	I

肿瘤相关冠心病的二级预防		证据类别	推荐等级
改善预后的药物	抗血小板聚集药物	1A	I
	他汀类药物	1A	I
改善预后的药物	β受体拮抗剂	1A	I
	ACEI/ARB	1A	I
改善缺血或减轻症状的药物	硝酸酯类	1B	II
	非二氢吡啶类CCB	2B	III
	二氢吡啶类CCB	2B	III
	伊伐布雷定	2B	III
	尼可地尔	2B	III
	曲美他嗪	2B	III

合并急性冠脉综合征（ACS）或稳定性心绞痛（在最优药物治疗后仍有缺血症状或有大范围心肌缺血证据）的肿瘤患者需权衡肿瘤相关因素和临床情况选择个体化的侵入性治疗策略，针对再灌注治疗，具体推荐意见表 5-23。

表 5-23 肿瘤相关冠心病的再灌注治疗

肿瘤相关冠心病的再灌注治疗	证据类别	推荐等级
预后尚可的肿瘤患者（预期寿命 ≥ 6个月）：急性ST段抬高型心肌梗死（STEMI）发病在 12h 内建议急诊冠状动脉介入（PCI）治疗或溶栓治疗；发病在 3% 内急诊 PCI 治疗与溶栓同效；发病在 6~12h 内急诊 PCI 治疗优于溶栓治疗	2A	I

肿瘤相关冠心病的再灌注治疗	证据类别	推荐等级
预后尚可的肿瘤患者（预期寿命 ≥ 6 个月）：高危的非 ST 段抬高型急性冠脉综合征（NSTE-ACS），建议 PCI 治疗	2A	Ⅰ
预后尚可的肿瘤患者（预期寿命 ≥ 6 个月）：复杂冠状动脉病变（左主干及多支病变，Syntax 评分 > 22 分），可考虑 PCI 治疗或冠状动脉旁路移植（GABG）治疗	2A	Ⅱ
预后差的肿瘤患者（预期寿命 < 6 个月）：急性 STEMI 及 NSTE-ACS，应考虑非侵入性操作	3	Ⅲ
中低危的 NSTE-ACS 及药物治疗欠佳的稳定型心绞痛（CCS Ⅲ、Ⅳ级），需权衡肿瘤相关因素、临床情况选择个体化的侵入性治疗策略	2A	Ⅱ
PCI 路径：建议首选桡动脉，可考虑尺动脉和肱动脉	2A	Ⅰ
PCI 术中建议首选比伐卢定抗凝，普通肝素建议在活化凝血时间（ACT）的指导下应用	2A	Ⅱ
PCI 术中建议应用血流储备分数（FFR）、血管内超声（IVUS）及光学相干断层成像（OCT）指导下 PCI 治疗	2A	Ⅱ
PCI 治疗建议首选冠状动脉药物涂层球囊（DCB）或经皮冠状动脉成形术（PTCA），必要时考虑冠状动脉支架（DES）植入术	3	Ⅲ
出血风险极高危的肿瘤患者 PCI 时应考虑短期 DAPT（双联抗血小板聚集治疗）策略	3	Ⅲ

肿瘤相关冠心病的再灌注治疗	证据类别	推荐等级
血小板减少症的肿瘤患者，如果血小板计数 $< 10 \times 10^9/L$，不建议使用阿司匹林；如果血小板计数 $< 30 \times 10^9/L$，不建议使用氯吡格雷；如果血小板计数 $< 50 \times 10^9/L$，不建议使用替格瑞洛	3	Ⅲ

------ **肿瘤相关冠心病风险管控措施** ------

①在进行肿瘤相关治疗前，应全面评估患者的冠心病危险因素情况，适当干预。

②鼓励患者适度锻炼（每周 ≥ 150min）、坚持健康饮食习惯、保持正常体重、戒烟戒酒，将血糖、血脂、血压控制在理想水平。

③对冠心病风险高危的肿瘤患者，推荐在肿瘤心脏病医师团队指导下选择低心脏毒性的替代方案，避免选择泊那替尼治疗。

④对于已经选择冠心病致病风险较高的抗肿瘤药物治疗的患者，避免联用具有相同心血管毒性的药物来减少冠状动脉缺血事件的发生。

⑤根据药品说明书，确定患者治疗期间监测频率及监测项目。如果患者为心血管毒性高危人群，则应该增加监测频率。

⑥对于出现冠心病不良反应的患者，根据严重程度评价，中断或者停止抗肿瘤治疗。

⑦肿瘤合并冠心病患者的药物治疗应充分考虑到潜在的药物间相互作用。

5. 血脂异常

血脂异常是指血浆中总胆固醇（TC）和（或）甘油三酯（TG）升高，也包括低密度脂蛋白胆固醇（LDL-C）升高及高密度脂蛋白胆固醇（HDL-C）降低在内的各种脂代谢异常。从实用角度出发，将血脂异常临床分类为高胆固醇血症、高 TC 血症、混合型高脂血症和低 HDL-C 血症（表 5-24）。恶性肿瘤患者常合并血脂异常，血脂异常既与恶性肿瘤疾病有关，又与疾病治疗有关。其严重程度分级见表 5-25。

表 5-24 血脂异常的临床分类

分类	TC	TG	HDL-C	相当于 WHO 表型
高胆固醇血症	增高			Ⅱa
高 TG 血症		增高		Ⅳ、Ⅰ
混合型高脂血症	增高	增高		Ⅱb、Ⅲ、Ⅳ、Ⅴ
低 HDL-C 血症			降低	

表 5-25 血脂异常 CTAE5.0 分级

分级	高脂血症	高胆固醇血症	高甘油三酯血症
1 级	需要改变饮食习惯	> ULN~300mg/dl（7.75mmol/L）	150~300mg/dl（1.71~3.42mmol/L）

分级	高脂血症	高胆固醇血症	高甘油三酯血症
2级	需要药物干预	> 300~400mg/dl（7.75~10.34mmol/L）	> 300~500mg/dl（3.42~5.7mmol/L）
3级	胰腺炎，需住院治疗	> 400~500mg/dl（10.34~12.92mmol/L）	> 500~1000mg/dl（5.7~11.4mmol/L）
4级	危及生命	> 500mg/dl（12.92mmol/L）	危及生命
5级	死亡	死亡	死亡

《恶性肿瘤患者血脂管理中国专家共识》推荐，基于 LDL-C 或非 HDL-C 水平对个体或群体动脉粥样硬化性心血管疾病（ASCVD）发病危险因素具有独立的预测作用，将肿瘤患者血脂异常的主要控制靶标列为 LDL-C，次要靶标列为非 HDL-C。ASCVD特指：①冠心病，急性冠脉综合征（包括不稳定型心绞痛、急性心肌梗死）、心肌梗死病史、稳定型心绞痛、冠状动脉血运重建术（包括冠脉支架和冠脉搭桥）；②脑卒中，一般指动脉粥样硬化所致的缺血性卒中，包括脑梗死或短暂性脑缺血发作；③动脉粥样硬化源性周围动脉疾病，如下肢动脉硬化狭窄所致的下肢动脉硬化闭塞症等。参照《中国血脂管理指南（2023 年版）》将肿瘤患者 ASCVD 分为超高危险、极高危、高危、中危和低危 5 个分层。具体标准及血脂控制目标见表 5-26。

表 5-26　肿瘤患者 ASCVD 分层标准及血脂控制目标

等级	临床指标或危险因素		ASCVD 事件10 年发病风险	LDL-C	非 HDL-C
低危	无高血压	0~1 项危险因素	< 5%	< 3.4mmol/L	< 4.1mmol/L
	高血压	无危险因素			
中危	无高血压	≥ 2 项危险因素	5%~10%	< 3.4mmol/L	< 4.1mmol/L
	高血压	1 项危险因素			
高危	LDL-C ≥ 4.9mmol/L 或 TC ≥ 7.2mmol/L		> 10%	< 2.6mmol/L	< 3.4mmol/L
	糖尿病，年龄 ≥ 40 岁	LDL-C 1.8~4.9mmol/L			
		TC 3.1~7.2mmol/L			
	CDK 3~4 期				
	ASCVD 事件 10 年发病风险 ≥ 10%				
	ASCVD 事件 10 年发病风险 5%~10%，年龄 < 55 岁，同时合并 2 项普通人群共同危险因素				

续表

等级	临床指标或危险因素	ASCVD 事件10 年发病风险	LDL-C	非 HDL-C
极高危	已诊断为 ASCVD 患者		< 1.8mmol/L，且较基线降幅 > 50%	< 2.6mmol/L
极高危	已诊断为 ASCVD 患者，发生过 ≥ 2 次严重 ASCVD 事件或发生过 1 次严重 ASCVD 事件合并 ≥ 2 个危险因素		< 1.4mmol/L，且较基线降幅 > 50%	

注：普通人群共同危险因素：（1）高血压；（2）糖尿病；（3）肥胖：体重指数 ≥ 28kg/m²；（4）吸烟；（5）年龄：女性 ≥ 55 岁，男性 ≥ 45 岁；（6）不良饮食习惯；（7）遗传因素：家族性高脂血症者；（8）冠心病或其他心血管事件疾病家族史；尤其是直系亲属中有早发冠心病或其他心血管事件心血管疾病者（男性一级亲属发病年龄 < 55 岁，女性一级亲属发病年龄 < 65 岁）

共识同时指出，参考药物临床研究情况及真实世界抗肿瘤药物血脂异常数据，应用报告比值比法（ROR）进行不良反应信号挖掘，ROR 数值 95% 置信区间下限值（ROR0.25）作为指标，ROR0.25 > 1 提示相关药物存在血脂异常不良事件存在相关危险信号，并根据 ROR0.25 值的大小，将抗肿瘤药物引起血脂异常分为高危（ROR0.25 > 1）及低危（ROR0.25 ≤ 1）。未纳入共识中的其他抗肿瘤药物，由于其血脂异常的相关临床研究证据较少，暂均列为低风险血脂异常抗肿瘤药物。

在本书收录的药物中，只有尼洛替尼被纳入其中，其 TG ROR0.25 为 1.34，TC ROR0.25 为 6.59，属于导致血脂异常的高危药物，需要引起警惕。研究显示，尼洛替尼在脂肪细胞中的显著积累以及其诱导脂肪生成调节基因 Ppar-γ、Lpin1 和 Srebp1 的剂量依赖性下调可能会导致与治疗相关的代谢紊乱；此外临床数据显示，尼洛替尼治疗的患者脂联素表达降低，总胆固醇浓度显著增加。在一项以新诊断的 CML 患者为研究对象的 III 期研究中，在接受尼洛替尼 400mg 每日 2 次的患者中，3 级或 4 级总胆固醇升高的患者占比 1.1%，而在接受 300mg 每日 2 次治疗的剂量组中未发现 ≥ 3 级胆固醇异常，提示血脂异常副作用存在剂量依赖性。

对于合并血脂异常的肿瘤患者，如使用上述药物，应特别注意监测血脂。使用高危致血脂异常的抗肿瘤药物，用药4~6周后复查血脂、肝功能、肌酸激酶，如血脂不达标，应调整降脂方案，4~6周复查；如达标则3~6个月复查。使用低危致血脂异常抗肿瘤药物，用药后4~8周后复查，如血脂不达标，应调整降脂方案，4~8周复查；如达标，则6~12个月复查。

对于抗肿瘤药物相关血脂异常的处置原则如下：出现1~2级血脂异常时无需停药；2级患者必要时调整降脂方案；3级需暂时停药至血脂降低至≤2级，然后以原剂量或降低一个剂量水平重启抗肿瘤治疗，必要时应调整降脂方案；出现4级血脂异常，需永久停药并更改为其他治疗方案，同时予以相应的对症治疗。

肿瘤患者血脂异常的干预措施分为非药物治疗及药物治疗2类。非药物治疗主要为生活方式干预，在生活方式调节仍不能使血脂达标的情况下可启动调整药物治疗。调脂药物主要包括HMG–CoA还原酶抑制剂（他汀类）、苯氧芳酸类（贝特类）、烟酸类、胆酸螯合剂（树脂类）、前蛋白转化酶枯草溶菌素9型抑制剂（PSCK9抑制剂）等，其中他汀类循证医学证据最为充分。表5–27展示了具体的干预措施。

表 5-27　肿瘤患者血脂异常的干预措施

血脂指标	干预方式	目标指标	推荐意见
TG ≥ 1.7mmol/L	非药物治疗	降低 TG	戒烟、保持理想体重或减重、运动、调整饮食结构
TG 2.3~5.6mmol/L	药物治疗	主要降低 LDL-C,同时控制非 HDL-C 到达基础目标值	他汀类 ± 贝特类、高纯度鱼油制剂 [a]
TG ≥ 5.7mmol/L	药物治疗	主要降低 TG 和 VLDL-C	贝特类、高纯度鱼油制剂或烟酸
HDL-C < 1.0mmol/L	非药物治疗	升高 HDL-C	戒烟、保持理想体重或减重、运动、调整饮食结构

注：a.经他汀类治疗后，如非 HDL-C 仍不能达到目标值，可在他汀类基础上加用贝特类、高纯度鱼油制剂

------ **血脂异常的风险管控措施** ------

①用药前监测血脂，对于存在 ASCVD 风险的患者，并评估 ASCVD 风险，确定患者肿瘤治疗期间血脂控制目标值。

②启动治疗前，告知患者应用药物导致血脂异常的风险，并且按照抗肿瘤药物导致血脂异常的危险确定用药期间监测指标、分级、频率。

③存在血脂异常的患者，应注意生活方式干预，包括：戒烟；通过运动、控制饮食及行为训练维持或减轻体重，保持体重指数在 20~24kg/m^2，腰围 < 80cm；每周至少 150min 中等强度的有氧

运动，如走路、慢跑、骑车、游泳、跳舞等；调整饮食结构，增加多种水果、蔬菜的摄入。

④根据血脂防治的目标值以及不同他汀的降脂强度选择合适的治疗药物，常规初始推荐中等强度他汀类。他汀类药物治疗开始后 4~8 周复查肝功能、如无异常，则可逐步调整为 6~12 个月复查一次。同时需要警惕肌肉并发症，如出现肌肉酸胀、疼痛症状，及时检测肌酸激酶以评估。

⑤辛伐他汀、洛伐他汀均为 CYP3A4 敏感底物，氟伐他汀、瑞舒伐他汀、阿托伐他汀为 BCRP 敏感底物；阿托伐他汀、普伐他汀、瑞舒伐他汀为 OATP1B1 敏感底物，警惕药物相互作用。

六、凝血系统障碍

1. 出血

出血是以先天性或后天性止血或凝血机制异常为特征的临床常见病症。在血液系统恶性疾病中，出血是常见的并发症，一方面与疾病本身导致血小板消耗及血小板功能紊乱有关，另一方面则与抗肿瘤药物治疗有关。临床研究中常见的出血事件主要分为皮肤黏膜出血和内脏出血两大类，前者最为常见，后者则较为严重。参照 CTCAE 5.0 血液和淋巴系统疾病不良事件分级标准，其严重程度分级见表 5-28。

表 5-28 出血 CTCAE 5.0 分级

分级	标准
1 级	无症状或轻微；仅为临床或诊断所见，无需治疗
2 级	中度；需要较小、局部或非侵入性治疗；与年龄相当的工具性日常生活活动受限
3 级	严重或者具有重要医学意义，但不会立即危及生命；导致住院或者延长住院时间；自理性日常生活活动受限
4 级	危及生命；需要紧急治疗
5 级	死亡

常见导致出血的药物包括 BCR-ABL 抑制剂、BTKi、奥妥珠单抗及维奈克拉。各种药物相关性出血的临床表现及围手术期管理见表 5-29。

BCR-ABL 抑制剂中出血风险相对较高的药物包括泊那替尼（≥3 级出血事件发生率 1.8%）及达沙替尼（≥3 级出血事件发生率 1%~10.8%）。已证实其发病机制涉及药物对胶原诱导的血小板黏附、聚集功能的抑制有关。也有研究发现泊那替尼可能通过广谱抑制血小板酪氨酸激酶信号传导抑制血小板活化、扩散、颗粒分泌和聚集，也抑制剪切作用下全血血小板聚集形成。达沙替尼治疗可通过抑制 Src 家族激酶（SFKs）的磷酸化继而抑制糖蛋白Ⅵ（GPⅥ）受体激动剂诱导的血小板促凝活性，从而引发出血。伊马替尼临床上显著的出血最常见的表现为胃肠道出血，最常发生于晚期 CML 患者和转移性 GIST 患者中，出血可能是潜在疾病的一部分，来自于肿瘤出血 / 肿瘤坏死的肿瘤出血。在一线 CML 和 GIST 辅助治疗中，观察到的胃肠道出血的发生频率通常是最低的。同样，在上市后伊马替尼使用过程中鲜少报告胃窦血管扩张症。目前针对该类药物出血风险并未提及围手术期管理的特殊要求，除泊那替尼基于其可引起伤口愈合受损和胃肠道瘘或穿孔的不良反应，而明确指出需要在术前至少 1 周和术后至少 2 周内暂停用药。

表 5-29　药物相关性出血的临床表现及围手术期管理

药物名称	临床表现	围手术期管理
伊马替尼	胃肠道出血、中枢神经系统出血	未描述
尼洛替尼	胃肠道出血、黑便、挫伤、瘀癜、血尿	未描述
达沙替尼	瘀癜、鼻衄、胃肠道出血、中枢神经出血	未描述
氟马替尼	月经量过多、子宫出血、大脑出血、瘀斑、血尿	未描述
泊那替尼	胃肠道出血、硬膜下血肿	术前至少 1 周和术后至少 2 周内暂停用药
伊布替尼	颅内出血、胃肠道出血、血尿、术后出血、青肿、瘀点	术前和术后暂停用药至少 3~7 天

药物名称	临床表现	围手术期管理
泽布替尼	血尿、上消化道出血、胃肠出血、颅内出血、硬膜下出血、硬膜下血肿、胸腔积血、挫伤	术前和术后暂停至少3~7天
奥布替尼	皮下出血、玻璃体积血、颅内出血、血尿、青肿、紫癜	术前至少3天和术后至少7天暂停用药
阿可替尼	挫伤、瘀点、瘀斑、胃肠道出血、颅内出血	术前和术后至少3天暂停用药

《布鲁顿酪氨酸激酶（BTK）抑制剂用药安全性管理中国专家循证共识（2024年版）》指出，BTKi相关性出血的原因尚不清楚。一些研究表明，BTKi影响血小板胶原受体糖蛋白，从而可能干扰血小板功能。其他研究则提出，伊布替尼（脱靶效应）对BTK和肝细胞癌（TEC）激酶中表达的酪氨酸激酶的双重抑制加剧了其对血小板功能的影响。此外，对于需要抗凝治疗的心脑血管疾病患者，当BTKi与抗血小板药物或抗凝剂联合使用时，出血风险明显增加。因此，有效的临床管理对于避免大出血至关重要。共识强调，BTKi相关性出血的临床管理应建立一个全面的框架，包括治疗前风险评估、治疗期间的管理（治疗期间出血监测、抗血栓药物管理、围手术期管理）以及出血后管理。具体见表5-30。

接受奥妥珠单抗联合化疗治疗的患者分别有12%

和 4% 发生了出血事件和 3~5 级出血事件。虽然有不到 1% 的患者发生了致死性出血事件，但这些致死性不良事件均没有发生在第 1 周期内。维奈克拉联合阿扎胞苷治疗的 AML 患者中，出血发生率高达 46%，说明书推荐如果接受支持治疗后未缓解，则中断给药，一旦恢复至 1 级或基线水平，以相同剂量恢复维奈克拉治疗。

表 5-30　BTKi 相关出血的全程临床管理策略

阶段	内容	
治疗前评估	是否需要手术治疗	
	合并症：包括心脑血管疾病、肝肾功能受损等其他情况；重点关注抗血栓治疗适应证和出血倾向的评估	
	药物和食物相互作用	
	感染和自身免疫性疾病	
治疗期间的管理	出血监测	检测出血迹象、血小板计数和血小板聚集率
	抗血小板药物管理	尽可能避免联合抗血栓药物，如果需要联合治疗，以低剂量的 BTKis 开始治疗并加强监测
		尽可能避免与非甾体抗炎药、鱼油或维生素 E 制剂等合用
		考虑对有轻中度心血管风险的患者停用阿司匹林，并对高危患者进行风险和获益评估

阶段		内容
治疗期间的管理	抗凝药物管理	避免联合使用华法林
		进行结构化的血栓栓塞风险、出血风险、药物相互作用和患者偏好评估，以确定抗凝治疗的利弊
		对于有明确抗凝指征和获益的患者，应考虑使用非维生素 K 拮抗剂口服抗凝药或低分子肝素治疗
		除特殊情况外，不建议联合使用任何三种可能增加出血风险的药物。例如，BTKi+ 双联抗血小板治疗，BTKi+ 抗血小板 + 抗凝
	围手术期管理	应评估预期的手术需求，并在启动 BTKi 治疗之前完成所有必要的创伤性手术。接受 BTKi 治疗的患者必须在小手术前后停药 3 天，大手术前后停药 7 天。在围手术期应密切监测出血风险
出血后的管理		轻微出血：密切监测，不需要停药
		2~3 级出血事件或颅内出血，立即停用药物；及时止血治疗，必要时输血小板

2. 静脉血栓栓塞症

静脉血栓栓塞症（VTE）是血液在静脉系统内异常凝结，阻塞血管而引起的一系列病症，主要包括深静脉血栓形成（DVT）和肺血栓栓塞症（PE）。数据显示肿瘤患者 VTE 的累积发生率为 1%~8%，肿瘤患者本身因素、肿瘤相关因素及肿瘤治疗因素均可导致

VTE 的风险增加。不良反应分级见表 5-31。

表 5-31　静脉血栓栓塞症 CTCAE 5.0 分级

不良事件	1 级	2 级	3 级	4 级	5 级
血栓性浅静脉炎	-	存在	-	-	-
血栓栓塞事件	不需要医学干预（如浅表性血栓形成）	需要医学干预	需要紧急医学干预（例如肺栓塞或心脏腔内栓塞）	伴有血流动力学或神经性障碍的危及生命后果	死亡

　　常见引起 VTE 的药物主要有 BCR-ABL 抑制剂泊那替尼与奥雷巴替尼。泊那替尼说明书明确给出 VTE 的黑框警告，在相关临床研究中，VTE 发生率介于 3.5%~12%，其中 ≥ 3 级事件最高达 5.8%，患者可出现深静脉血栓、浅静脉血栓、肺栓塞、颈静脉血栓、视网膜静脉阻塞、视网膜静脉闭塞伴视力丧失。PhALLCON 研究中，首次静脉血栓栓塞事件发生的中位时间为 2.5 个月。如果在泊那替尼治疗期间出现 1 级静脉血栓栓塞事件，则需要中断治疗直至缓解，然后以相同剂量恢复治疗；如果出现 2 级不良事件，中断治疗至恢复到 0~1 级，然后以相同剂量恢复治疗，如果复发，则需要启动下一个较低剂量恢复治疗；3 级不良事件需要再缓解后采用下一个较低剂量恢复，如果复发则永久停药；4 级不良事件永久停药。

奥雷巴替尼主要可导致严重视网膜中央静脉阻塞或视网膜静脉闭塞事件，且不良事件均出现在具有原发血管病变、基础代谢性疾病和肿瘤固有的高凝状态受试者之中。对于 BCR-ABL 抑制剂导致的 VTE 的防治，需要及时关注并监测风险因素，如果出现血管阻塞的临床症状或体征，需暂停药物治疗，根据严重程度中断或停止药物治疗。

单克隆抗体利妥昔单抗有 VTE 的病例报道；阿基仑赛也可导致静脉血栓，严重者可发生肺栓塞，应予以注意。

住院的肿瘤患者是 VTE 的高危人群。NCCN 临床实践指南建议所有确诊为肿瘤的成年内科和外科住院患者，如无抗凝禁忌证，建议进行预防性抗凝治疗，基底／鳞状细胞皮肤癌除外。《CSCO 肿瘤患者静脉血栓防治指南》则推荐应该根据患者 VTE 的风险分级以及是否存在抗凝禁忌等决定是否需要预防性抗凝。外科患者与内科可分别采用 Caprini 评分（表 5-32）及 Khorana 评分（表 5-33）进行风险评估。鉴于 Khorana 评分主要用于接受化疗的门诊肿瘤患者 VTE 评估，CSCO 指南同时建议有条件的单位可同时应用 Caprini、Khorana 等多种量表评估血栓风险，以风险高者为参考依据。具体分值与风险等级的关联见表 5-34。

表 5-32　Caprini 风险评估量表

1分	2分	3分	5分
年龄在 41~60 岁	年龄在 61~74 岁	年龄 ≥ 75 岁	脑卒中（＜1 个月）
小手术	关节镜手术	VTE 史	择期关节置换术
BMI > 25kg/m²	大型开放手术（＞45min）	VTE 家族史	髋、骨盆或下肢骨折
下肢肿胀	腹腔镜手术（＞45min）	凝血因子 V Leiden 突变	急性脊髓损伤（＜1 个月）
静脉曲张	恶性肿瘤	凝血酶原 G20210A 突变	
妊娠或产后	卧床＞72h	狼疮抗凝物阳性	
有不明原因的或习惯性流产史	石膏固定	抗心磷脂抗体阳性	
口服避孕药或激素替代疗法	中央静脉通路	血清同型半胱氨酸升高	
感染中毒症（＜1 个月）		肝素诱导的血小板减少症	
严重肺病，包括肺炎（＜1 个月）		其他先天性或获得性血栓形成倾向	
肺功能异常			
急性心肌梗死			
充血性心力衰竭（＜1 个月）			
炎症性肠病			
卧床患者			

表 5-33　Khorana 风险评估量表

危险因素	评分
肺、淋巴、妇科、膀胱或卵巢肿瘤	2
PLT $\geqslant 350 \times 10^9/L$	1
HB $\leqslant 100g/L$	1
WBC $> 11 \times 10^9/L$	1
BMI $\geqslant 35kg/m^2$	1

表 5-34　Caprini/Khorana 分值与风险等级

Caprini 评分	Caprini 风险等级	Khorana 评分	Khorana 风险等级
0	极低危组	0	低危组
1~2	低危组	1	中危组
3~4	中危组	2	高危组
$\geqslant 5$	高危组	$\geqslant 3$	极高危组

　　对于任一评分标准下风险等级≥中危组的肿瘤患者，均需要在排除抗凝禁忌（表 5-35）的情况下，综合 VTE 风险与出血风险选择抗凝药物预防。治疗期间出现任何级别 VTE，及时诊断及治疗更为重要，应暂停 BCR-ABL 抑制剂，并启动或维持抗凝治疗。国内外指南均推荐将低分子肝素作为肿瘤患者 VTE 防治的一线用药，次选药物包括肝素、利伐沙班、阿哌沙班、磺达肝癸钠及华法林等。

表 5-35　药物抗凝治疗的禁忌证

绝对禁忌
近期中枢神经系统出血、颅内或脊髓高危出血病灶
活动性出血（大出血）：24h 内输血超过 2U

相对禁忌
慢性、有临床意义的可测量出血 > 48h
血小板减少症（血小板计数 < 50×10^9/L）
血小板严重功能障碍（尿毒症、用药、再生障碍性贫血）
近期进行出血风险很高的大型手术
凝血障碍基础疾病
凝血因子异常（如Ⅷ因子缺乏症，严重肝病）
凝血酶原时间或活化部分凝血活酶时间升高（狼疮抑制剂除外）
脊椎麻醉（俗称腰麻）或腰椎穿刺
高危跌倒（头部创伤）

- - - - - - 凝血障碍的风险管控措施 - - - - - - -

　　①治疗前充分评估患者的出血及血栓风险，包括合并症及治疗药物等，以明确是否存在抗凝指征及用药禁忌。

　　②治疗前告知患者治疗相关出血的风险及常见出血部位、出血症状、出血量的判断等信息，如出现任何提示出血的体征或症状时及时就诊。

　　③治疗前告知患者血栓的好发部位及常见症

状，如深静脉血栓典型的临床症状包括疼痛、静脉血栓形成的同侧下肢远端水肿和沉重或锁骨上区水肿，浅表血栓性静脉炎的主要临床症状有触痛、红斑、浅静脉相关性坚硬条索等；肺栓塞则可见不明原因的呼吸急促、胸痛、心动过速、情绪不安、晕厥、血氧饱和度下降等。出现上述症状应及时就诊。

④在用药期间需要监测血常规（血小板计数）、出凝血，具体监测频率取决于出血及血栓风险的严重程度。

⑤维奈克拉、BCR-ABL抑制剂及BTKi均可通过细胞色素P450酶系代谢，合并用药注意避免药物相互作用。

⑥BTKi治疗期间避免与非甾体抗炎药、鱼油或维生素E制剂等联用。

七、液体潴留

液体潴留是由组织间质液体积增加引起的可触及的肿胀。根据累及部位，液体潴留可分为外周水肿、肺水肿、胸腔积液、腹水等类型，包括淋巴水肿、黏液水肿、眶周水肿和阴囊水肿。一般来说，浅表水肿通常是轻微和可控的。然而，胸腔积液、肺水肿、心包积液、腹水和全身性水肿有时会很严重，并导致严重的并发症。

常见引起液体潴留的药物有 BCR-ABL 抑制剂，具体发病机制尚不清楚，可能与通过内皮 ABL 激酶增加血管通透性，以及对血小板衍生生长因子受体 β 和 Src 激酶的脱靶抑制有关。在 IRIS 试验中，服用伊马替尼的患者其外周水肿发生率为 55.5% 呈剂量相关性，表现为体重增加、眼睑浮肿、下肢水肿，而严重水肿、视网膜水肿、胸腔积液、脑水肿、关节腔积液和心包积液是罕见的，并且只有在接受高剂量的患者中有报道。大约有 2.5% 新诊断 CML 患者服用伊马替尼时发生严重体液潴留（胸水、水肿、肺水肿、腹水和浅表浮肿），因此建议定期监测体重。一项来自 FAERS 数据库的药物警戒研究发现，所有 BCR-ABL 抑制剂均显示共同的三种液体潴留信号：胸腔积液、心包积液和肺水肿；其中，达沙替尼的 ROR 最高。达沙替尼相关的大多数胸腔积液为轻度或中度，呈剂量相关性。在 DASISION5 年随访中，接受达沙替尼的 CML-CP 患者胸腔积液发生率为 28%，≥3 级事件占 3%。胸腔积液通常都是可逆的，且可以通过中断达沙替尼治疗并使用利尿剂或（和）激素得到缓解。此外，达沙替尼可引起腹水、全身性水肿和局部水肿，如乳头肿胀、阴囊肿胀等。尼洛替尼偶见引起液体潴留，药物警戒研究中乳头肿胀、鼻水肿、睾丸肿胀、水肿性胰腺炎和生殖器水肿是其最强烈的信号。氟马替尼发生的液体潴留主要表现为浅表水肿，如面部水肿、眼睑浮肿、眼睑水肿等，且均为轻度反应。奥雷巴替尼常见心包积液与外周水肿。至首次发生心包积液（任何级别）的中位时间为431.0天，中位持续87.5天；至首次发生外周水肿的中位时间为50.5天，中位持续时间为8.5天。若出现≥3级体液潴留不良反应，则应采取适当的剂量调整措施。博舒替尼相关的液体潴留主要涉及肺部和心脏，包括心包积液、胸腔积液、肺水肿和（或）周围水肿。在一项长期随访（≥7年）的研究中，接受博舒替尼治疗的CML患者中，与液体潴留相关的不良事件发生率为13.3%。泊那替尼治疗中发生过致命和严重的体液潴留事件，最常见的是胸腔积液（2.1%~9%）和外周水肿（2.1%~17%），罕见引起脑水肿。

针对抗肿瘤药物相关的液体潴留，生活干预、药物治疗和介入治疗均是有效的手段。轻度水肿可通过限制钠盐摄入量或应用利尿剂得以控制。若患者出现严重病情，可暂停药物，予以利尿剂或激素处置，或者辅助予以穿刺引流，如胸腹腔穿刺术，待症状明显缓解后再予以低剂量恢复治疗。有心功能不全或肾功能不全病史的患者应慎重服用能引起水肿的药物，如钙通道阻滞剂，否则可能出现危及生命的体液潴留。表5-36显示了达沙替尼引起胸腔积液处理措施。

表 5-36　达沙替尼引起胸腔积液处理措施

级别	分级标准	处理建议
1 级	无症状	无需干预，定期胸部 X 线片监测（第 1 年每 3 个月，第 2 年每 6 个月）
2 级	有症状；需要治疗（如利尿剂或胸腔穿刺术）	症状轻，每月监测胸部 X 线片；②症状严重或具有肺毒性危险因素，停药至 < 1 级，利用利尿剂、类固醇，必要时可胸腔穿刺术，再给低剂量恢复治疗。若反复发作，停药再给更低剂量或停药（胸腔穿刺术短时间内超过 2 次，考虑永久停药或换药）
3 级	出现呼吸窘迫和缺氧症状；手术干预包括胸管或胸膜固定术	停药至 < 1 级，同时支持治疗（服用利尿剂、类固醇、胸腔引流术或胸膜固定术）再给低剂量恢复治疗，若反复发作，停药再给更低剂量或停药
4 级	危及生命的呼吸系统或血液动力学障碍；需要插管或紧急治疗	停药
5 级	死亡	

- - - - - - - - 液体潴留风险管控措施 - - - - - - - -

①在接受 BCR-ABL 抑制剂治疗之前，充分评估患者是否存在液体潴留的症状（如呼吸困难、持续干咳、胸闷和外周水肿等）及时查找病因，并予以提前干预。

②在治疗过程中，监测患者体重，出现非预

期的快速体重增加，需要警惕液体潴留的可能，及时就医明确诊断。

③根据液体潴留的临床指征对患者进行管理。当出现相应指征时，可先中断治疗，然后根据复发/严重程度恢复相同或减少剂量或停止使用。

④液体潴留可以加重或导致心衰，目前尚无严重心衰患者（按纽约心脏学会分类法的Ⅲ～Ⅳ级）临床应用甲磺酸氟马替尼的经验。有心脏病、心力衰竭风险因素或肾衰竭病史的患者慎用本品。青光眼患者建议慎用。

⑤高龄是液体潴留的危险因素，对于年龄＞65岁患者需格外警惕。

八、皮肤黏膜不良反应

皮肤不良反应是几乎所有抗肿瘤药物均会出现的毒性反应，常见皮肤毒性 CTCAE 分级见表 5-37。根据药物说明书，除奈拉滨及 CAR-T 细胞疗法外，本书纳入的药物相关皮肤不良反应见表 5-38。其中靶向治疗药物引起的皮肤不良反应发生率最高。

BCR-ABL 抑制剂皮肤不良反应多发生在治疗的第 1 个月，反应轻，有自限性和剂量相关性。在高达 1/3 的使用伊马替尼治疗各适应证的患者中观察到有皮疹发生。这些皮疹常伴瘙痒，且最常出现的是红斑，前臂、躯体、面部或全身性的斑丘疹或表皮剥脱性皮损。皮肤活检显示出药物毒性反应合并混合细胞浸润。虽然大多数皮疹程度轻微并且是自限性的，但较为严重的罕见病，如 Stevens-Johnson 综合征 / 中毒性表皮坏死松解症，多形性红斑或伴嗜酸性粒细胞增多和系统症状的药物反应（DRESS）可能需要中断或终止治疗。达沙替尼和尼洛替尼主要的皮肤不良反应为瘙痒和毛周角化过度。接受治疗的白血病患者可出现瘙痒性毛周角化过度的丘疹，部分患者还可出现炎症性非瘢痕性 / 瘢痕性脱发、红斑、苔藓样疹等。达沙替尼引起的皮疹发生率低于尼洛替尼，可表现为痤疮样皮疹、脱发、白癜风样改变、脂膜炎；临床个案中曾出现严重的皮肤反应，如 Stevens-Johnson 综合征和多形性红斑，需要永久停用。尼洛替尼可导致银屑病加重，可能与银屑病患者的调节性 T 细胞表达下调有关。目前此类药物导致皮肤不良反应的具体机制尚不清楚，推测与某些参与维持表皮内稳态的激酶活性受到抑制有关。已知 BCR 蛋白的 GEF 结构域可调节角质形成细胞的分化，因此该类药物导致的 BCR 蛋白功能失调可能是角化过度样皮疹产生的原因之一。此外，由于 BCR 蛋白中的 Src 同源结构域 2 参与 Ras 通路的激活，故尼洛替尼和达沙替尼还可能影响 Ras 通路。氟马替尼与博舒替尼也能引起皮疹、瘙痒，严重病例较为少见。奥雷巴替尼具有潜在的光毒性，临床试验中，57% 的患者可出现皮肤色素沉着，但并不存在癌变风险。泊那替尼常见皮疹、皮肤干燥、痤疮样皮炎，偶见皮肤角化过度（主要表现为毛发红糠疹样皮疹）。

大多数 BTKi 相关的皮疹是轻微的（1~2 级），自限性的，并且通常不需要减少 BTKi 剂量或中断治疗。具体临床管理可以参考表 5-39（强推荐，1c 级证据）。

艾伏尼布治疗复发性或难治性 AML 患者，皮疹发生率高达 26%，≥ 3 级事件为 2%，皮疹类型涉及括痤疮样皮炎、皮炎、皮疹、斑丘疹、荨麻疹、红斑性皮疹、斑状皮疹、皮疹瘙痒、全身性皮疹、丘疹样皮疹、皮肤剥脱和皮肤溃疡。单克隆抗体常见引起皮疹，以荨麻疹、瘙痒为主要临床表现，通常可耐受。

CAR-T 皮肤相关不良反应相对罕见，已报道的同类药物中发现丘疹、斑丘疹、紫癜、荨麻疹、大疱性皮疹、皮肤干燥和口腔黏膜炎，通常在 CAR-T 输注后 5 天至 19 个月发生。

常见皮肤不良反应的管理策略可参考《抗肿瘤药物相关皮肤不良反应管理专家共识》（表 5-40）。

表5-37 皮肤和皮下组织疾病 CTCAE 5.0 分级

不良反应	1级	2级	3级	4级	5级
痤疮样皮疹	丘疹和（或）脓疱 <10%体表面积，伴或不伴有瘙痒和或压痛症状	丘疹和（或）脓疱覆盖 10%~30%的体表面积，可能伴或不伴有瘙痒和压痛；伴心理影响；影响工具性日常生活活动	丘疹和（或）脓疱覆盖 >30%体表面积，伴有中到重度症状；影响自理性日常生活活动；伴局部二重感染，需要口服抗生素治疗	危及生命；丘疹和（或）脓疱遍布全身表面，可能伴或不伴有瘙痒和压痛；伴广泛的二重感染，需要静脉给予抗生素治疗	死亡
瘙痒症	轻度或局部；需要局部的治疗	广泛分布且间歇性发作；搔抓引起皮肤改变（如水肿，丘疹，抓痕，苔藓样变，渗出或结痂）；需要口服药治疗；影响工具性日常生活活动	广泛分布且持续性发作；影响自理性日常生活活动或睡眠；需要全身性糖皮质激素或免疫抑制剂治疗		
脱发	个体脱发 <50%，远距离观察无明显区别，但近距离观察可见。需要改变发型来掩饰头发丢失，但不需要假发或假发簇来掩饰	个体脱发 ≥50%，症状明显；如果患者想要完全掩饰头发丢失，需要假发或假发簇；伴心理影响			

续表

不良反应	1 级	2 级	3 级	4 级	5 级
皮肤干燥	覆盖 < 10% 的体表面积，但是不伴红斑和瘙痒	覆盖 10%~30% 的体表面积，伴有红斑和瘙痒；影响借助于工具的日常生活活动	覆盖 > 30% 的体表面积，伴有瘙痒；影响自理性日常生活活动		
角化过度症	出现	影响工具性日常生活活动	影响自理性日常生活活动		

表 5-38 白血病新型治疗药物皮肤不良反应（说明书）

药名	皮肤不良反应				
	十分常见	常见	偶见	罕见	不详
伊马替尼	眶周水肿、瘙痒、皮肤干燥、皮炎/湿疹/皮疹	面部水肿、皮肤水肿、红斑、脱发、盗汗、光过敏反应	脓疱疹、挫伤、多汗、荨麻疹、瘀斑、易瘀伤、毛发稀少、皮肤色素沉着过少、剥脱性皮炎、指甲断裂、毛囊炎、瘀点、牛皮癣、紫癜、皮肤色素沉着过多、大疱疹	急性发热性嗜中性皮肤病（Sweet综合征）、指甲经性色、血管神经性水肿、水疱疹、多形性红斑、白细胞碎裂性血管炎、Stevens-Johnson综合征、急性泛发性发疹性脓疱病（AGEP）	
尼洛替尼	皮疹、瘙痒、脱发、皮肤干燥	红斑、盗汗、湿疹、荨麻疹、多汗、挫伤、痤疮、皮炎（包括过敏性、剥脱性和痤疮样）	剥脱性皮疹、药疹、皮肤疼痛、瘀斑、面部水肿		银屑病、多形性红斑、皮肤褪色、皮肤色素沉着、角化过度等

药名	皮肤不良反应				
	十分常见	常见	偶见	罕见	不详
达沙替尼	皮疹	脱发、皮炎（包括皮疹）、瘙痒、痤疮、皮肤干燥、荨麻疹、多汗	急性发热性嗜中性皮肤病、光过敏、色素沉着、脂膜炎、皮肤溃疡、大疱、指甲疾病、手足红肿疼痛综合症、毛发疾病	白细胞碎裂性血管炎、皮肤纤维症	Stevens-Johnson综合征和多形性红斑
氟马替尼	皮疹	瘙痒、脱发			
奥雷巴替尼		皮疹			
博舒替尼	皮疹、瘙痒				
泊那替尼	皮疹	皮肤干燥、痤疮样皮炎	皮肤角化过度		
伊布替尼	皮疹				

风
白血病治疗新药物管理风险手册

药名	皮肤不良反应				
	十分常见	常见	偶见	罕见	不详
泽布替尼	皮疹	瘙痒			
奥布替尼	皮疹、紫癜				
阿可替尼	皮疹				
维奈克拉	皮疹				
吉瑞替尼		皮疹			
艾伏尼布	皮疹				
利妥昔单抗（静脉制剂）	皮疹、瘙痒	荨麻疹、脱发			
利妥昔单抗（皮下制剂）	皮疹、瘙痒、脱发	红斑			
达雷妥尤单抗		皮疹、瘙痒			
贝林妥欧单抗	皮疹				
泽沃基仑赛		紫癜			

表5-39　布鲁顿酪氨酸激酶抑制剂相关皮疹的临床处理策略

皮疹类型		机制及临床处理策略
不可触及，有症状的反射性皮疹	机制	可能与BTK介导的血小板功能障碍有关，在治疗开始几个月后出现
	处理策略	一般轻度，不需要特殊治疗
可触及、瘙痒性紫癜，无痛、非瘙痒性水肿性丘疹	机制	可能代表一种"免疫介导的药物反应"，在有药物超敏反应史的患者中更为常见，临床表现和严重程度差异显著
	处理策略	1~2级皮疹：支持治疗包括外用糖皮质激素或口服抗组胺药
		3~4级皮疹：对症支持治疗，暂时中断BTKis
		如果发生Stevens-Johnson综合征或嗜酸性粒细胞增多症和全身症状（DRESS）的药物反应，应永久停用Stevens-Johnson综合征
玫瑰糠疹	机制	可能与BTK已知c-Kit和血小板衍生生长因子受体有关；躯干上表现为紫色鳞状丘疹和斑块
	处理策略	支持治疗包括外用糖皮质激素或口服抗组胺药
脓疱性丘疹	机制	可能与BTK对表皮生长因子受体的脱靶作用有关
	处理策略	建议进行细菌或真菌测试，并提供合适的局部或全身检查，根据微生物结果进行治疗

表 5-40　抗肿瘤药物相关皮肤不良反应的管理

皮疹类型	管理策略
手足综合征（HFS） 手足皮肤反应（HFSR）	①保持手足皮肤湿润，减少摩擦及负重 ②水杨酸制剂或尿素霜可应用于角化过度性皮疹，外用利多卡因制剂用于缓解局部疼痛。局部应用糖皮质激素有助于减轻局部炎症反应 ③对程度大于 2 级的不良反应，可能需要换药或者中断抗肿瘤治疗
银屑病样疹	①可采取针对皮疹的外用治疗成功控制皮损，包括外用糖皮质激素、钙调磷酸酶抑制剂 ②对于皮疹泛发者，建议联合口服阿维 A 或光疗，但对于合并黑素瘤的患者光疗存在相对禁忌 ③对于伴发关节病变的患者，甲氨蝶呤、磷酸二酯酶 –4 抑制剂可能有效 ④小剂量糖皮质激素在免疫治疗相关性银屑病样疹中已有一定尝试并显示良好的疗效，但考虑到糖皮质激素可能对免疫治疗的抗肿瘤疗效存在潜在干扰，应谨慎用于治疗抵抗的重度皮疹患者，不作常规推荐 ⑤对于中重度银屑病样疹，慎重考虑采用生物制剂治疗
水疱大疱性皮肤病	①1~2 级不良反应可予局部外用超强效糖皮质激素 ②3~4 级不良反应需予系统治疗，静脉滴注或口服糖皮质激素是一线诱导缓解治疗，常用泼尼松相当量 0.5~1mg/（kg·d），如无改善，可增加剂量至 2mg/（kg·d） ③系统治疗还包括四环素类抗生素和（或）烟酰胺、免疫抑制剂（甲氨蝶呤、霉酚酸酯等）、生物制剂（利妥昔单抗、奥马珠单抗等）、血浆置换、静脉注射用丙种球蛋白等，可根据个体实际选择

续表

225

第五章　不良反应及风险管理措施

皮疹类型	管理策略
色素沉着	①一般不需要停用抗肿瘤药物 ②注意防晒 ③可采用针对色素沉着的治疗，包括局部外用制剂（如氢醌、曲酸和羟基乙酸）、口服药物（如氨甲环酸、褪黑素和盐酸半胱氨酸）、化学焕肤及激光等美容治疗，但疗效并不确切，并可能出现红斑、脱屑和干燥等不良反应，需要较长疗程才能显现效果
白癜风和其他色素减少性疾病	①伊马替尼导致的色素减退在药物减量或者停用时可以逆转 ②对于色素减退面积过大的患者，特别是面部受累时，宜做好心理疏导 ③通过避光、防晒来预防色素减退最重要的并发症是光敏反应 ④针对白癜风的传统治疗，如局部外用糖皮质激素软膏、钙调磷酸酶抑制剂、窄谱中波紫外线光疗可有一定疗效
痤疮样皮疹	①皮肤护理可有效改善皮肤干燥、瘙痒等症状 ②对于轻症患者，外用糖皮质激素类软膏可改善症状 ③皮疹严重者治疗后若无明显好转，需要进行脓液培养以排除继发感染，并基于培养结果应用敏感的抗生素治疗 ④皮肤不良反应≥3级，即存在广泛的继发感染时，需要考虑抗肿瘤药物减量或停药 ⑤治疗痤疮的过氧化苯甲酰、维A酸、水杨酸等外用药物会增加灼烧和刺激感，尚无研究表明它们可以改善痤疮样皮疹或相关症状，因此不建议使用

皮疹类型	管理策略
甲沟炎	①为预防甲沟炎发生，建议患者穿舒适的鞋袜，避免反复摩擦和挤压；定期正确修剪指（趾）甲，防止嵌甲；用抗菌溶液清洗手足等 ②甲沟炎的治疗可以局部外用抗生素软膏，苯扎溴铵酊或碘酊浸泡，必要时还需外用抗真菌类软膏和（或）强效糖皮质激素类软膏 ③形成甲周围化脓性肉芽肿时可应用冷冻疗法治疗 ④对于影响行走的2级或3级甲沟炎，可口服四环类抗生素治疗或结合病原学和药敏试验选用敏感的抗生素，必要时于外科行拔甲治疗
脱发	①治疗前应向患者充分宣教，并完善甲状腺功能、性激素、维生素D、微量元素和铁蛋白等水平检测以排除内分泌系统疾病 ②如果已发生脱发，患者可通过佩戴假发、帽子等改善日常形象 ③选择温和的洗发水，减少洗发次数，避免阳光直晒头皮，补充蛋白质食物等措施可能一定程度改善脱发 ④药物治疗方面，可以局部应用米诺地尔促进头发再生
皮肤干燥和皲裂	①轻中度皮肤干燥可采用温和润肤剂，包括尿素、神经酰胺、植物固醇、亚麻酸等有效成分，肢端部位可应用封包疗法 ②重度干燥伴或不伴湿疹需要联合外用糖皮质激素 ③低矿物质含量的天然活泉水水疗对皮肤干燥有一定的缓解作用 ④对于皮肤皲裂，注意避免感染、摩擦，应用质地较厚的保湿剂、医用伤口黏合胶等可能有效

皮疹类型	管理策略
瘙痒	①加强一般皮肤护理措施 ②如存在原发性皮疹，优先按皮疹类型及严重程度处理 ③对于轻中度及局限性瘙痒，局部外用中强效糖皮质激素或薄荷脑软膏可改善症状；系统用药包括口服抗组胺药、抗癫痫药物、三环类抗抑郁药，根据不同瘙痒程度单独或联合使用 ④对于重度瘙痒，可停药至症状减轻至 0、1 级后再次用药，系统性糖皮质激素或免疫抑制剂治疗可用于暂时缓解严重的症状

皮肤不良反应风险管理措施

①在治疗前，充分了解患者既往药物食物过敏史，评估是否其为易过敏高危人群。

②在使用易发生皮肤不良反应的抗肿瘤药物前与患者充分沟通，告知患者皮肤毒性风险、相关的临床症状等，加强皮肤护理。

③若患者在用药前已存在原有皮肤问题，为避免对抗肿瘤治疗造成影响，建议患者至皮肤专科处理。

④皮肤护理措施：使用无芳香剂或无潜在刺激物的温和润肤剂、防晒剂，使用温和清洁液（pH 中性的肥皂或沐浴露），避免洗浴时间过长及热水烫洗，穿着宽松舒适，减少皮肤摩擦等。

⑤对于轻中度的皮肤不良反应可通过外用药

物治疗（洗液或糖皮质激素）、抗组胺药物或短期类固醇治疗来控制。严重不良反应（≥ 3 级）需中断或暂时减量或替换治疗药物。

⑥部分毒性反应，如痤疮样皮疹、大疱性类天疱疮等容易伴发机会感染，建议积极送检微生物检测，在皮肤专科医生指导下局部或全身使用抗微生物治疗药物。

九、神经系统不良反应

抗肿瘤药物引起的神经系统不良反应主要包括中枢神经系统毒性和外周神经系统毒性。对于大多数药物而言，严重神经毒性是罕见的，但是容易造成不可逆的损伤，因此及时就诊和治疗尤为重要。在已知脑转移患者中，神经毒性的范围、频率及严重程度都明显增加，推测一方面是由于脑转移患者的血脑屏障功能障碍可以使多种物质外渗到实质细胞，继而与神经递质和细胞受体相互作用，进一步导致更多的局部和全身性炎症反应；另一方面脑转移患者的细胞分子和遗传特征与全身性肿瘤不同，脑疾病患者的受体表达可能不同。除此之外，副瘤综合征、接受脑部放疗、合并存在基础神经性疾病均是导致神经系统不良反应的风险因素。常见的神经系统不良反应分级见表5-41。

表 5-41 神经系统不良反应 CTCAE 5.0 分级

不良反应	1 级	2 级	3 级	4 级	5 级
头痛	轻度疼痛	中度疼痛；影响工具性日常生活活动	重度疼痛；影响自理性日常生活活动	–	–
眩晕	轻度不平稳或有移动感	中度不平稳的；影响工具性日常生活活动	重度不平稳或有移动感；影响自理性日常生活活动	–	–
感觉异常	轻度症状	中度症状；影响工具性日常生活活动	重度症状；个人自理能力受限	–	–
外周运动神经障碍	无症状；仅为临床或诊断所见	中度症状；影响工具性日常生活活动	重度症状；个人自理能力受限	危及生命；需要紧急治疗	死亡
外周感觉神经障碍	无症状的	中度；影响工具性日常生活活动	重度症状；个人自理能力受限	危及生命；需要紧急干预	–
言语障碍	能接收信息或表达信息；不影响交流的能力	中度损伤接收信息或表达信息；影响能力同步表达	重度损伤接收信息或表达信息；影响读写或交流的能力	–	–

续表

不良反应	1级	2级	3级	4级	5级
癫痫发作	短暂的部分性发作，不影响意识	短暂的全身性发作	新发癫痫发作（局部或全身）；经医学干预后，仍出现多发性发作	危及生命；延长反复发作时间	死亡
吉兰-巴雷综合征（急性感染性多发性神经根神经炎）	轻度症状	中度症状；影响工具性日常生活活动	重度症状；影响自理性日常生活活动	危及生命；需要紧急治疗；气管插管	-
可逆的后部脑白质脑病综合征	-	中度症状；影响工具性日常生活活动	重度症状；影响自理性日常生活活动；住院治疗	危及生命	死亡

注：单个破折号（-）指此等级不存在

头痛、头晕几乎是所有药物最常见的不良反应。BCR-ABL 抑制剂的神经毒性多为低级别的、可逆的。伊马替尼、尼洛替尼与泊那替尼还常引起周围神经病变与感觉异常。在相关临床研究中，泊那替尼治疗相关周围神经病变发生率最高可达 68%，发病中位时间为 1.1 个月~2.1 年，罕见出现严重的颅神经病变。BTKi 神经症状较轻微，一般无需停药。吉瑞替尼偶见引起可逆性后部脑病综合征，起病快速，主要症状包括惊厥发作、头痛、意识模糊、视觉和神经系统障碍，伴或不伴有高血压，停止治疗后症状可消失。

与利妥昔单抗和奥妥珠单抗相关的头痛在输注后数小时内开始，严重程度为轻至中度，头痛通常不是药物剂量限制毒性。利妥昔单抗治疗还可出现肌肉疼痛和感觉异常等。此外，两者均可引发进行性多灶性脑白质病（PML）。利妥昔单抗 PML 发病率在 0.2%~4%，大多数患者是在使用化疗药物的同时联合使用利妥昔单抗，或作为造血干细胞移植过程中的治疗时发生。在可疑 PML 检查期间应暂停用药，且在确认为 PML 后永久停药。所有合并使用的化疗或免疫抑制治疗也应考虑停用或减量，并应将患者转诊至神经科专家处进行 PML 的评估和治疗。贝林妥欧单抗治疗的急性淋巴细胞白血病患者中，神经系统不良反应的发生率高达 65%，头痛与震颤最为常见，约

13% 的患者存在 ≥ 3 级神经系统毒性，包括脑病、抽搐、言语障碍、意识障碍、意识模糊、定向障碍、协调障碍和平衡障碍。

目前针对抗肿瘤药物相关神经毒性，尚无特异性的治疗药物，停药或者减量是防止神经系统进一步损伤的关键措施，部分药物相关神经毒性的处置措施见表 5-42。在临床实际应用中，可针对具体的不良反应症状和体征予以治疗。

表 5-42　抗肿瘤药物相关神经毒性的剂量调整

药物	毒性	处置
吉瑞替尼	可逆性后部脑病综合征	停用吉瑞替尼
贝林妥欧单抗	惊厥	如果发生超过 1 次惊厥发作，则永久终止本品治疗
	3 级	·体重 ≥ 45kg 的患者：暂停本品治疗直至神经系统毒性事件不超过 1 级（轻度）且持续至少 3 天，然后以 9μg/d 的剂量重启治疗。如果神经系统毒性事件未复发，则在 7 天后升高剂量至 28μg/d。如果 9μg/d 剂量下发生不良事件，或者神经系统毒性事件在超过 7 天后才消退，则永久终止本品治疗 ·体重 < 45kg 的患者：暂停本品治疗直至神经系统毒性事件不超过 1 级（轻度）且持续至少 3 天，然后使用 5μg/（m^2·d）的剂量重启治疗。如果神经系统毒性事件未复发，则在 7 天后升高剂量至 15 μg/（m^2·d）。如果 5μg/（m^2·d）剂量下发生神经系统毒性事件，或者神经系统毒性事件在超过 7 天后才消退，则永久终止本品治疗
	4 级	永久终止本品治疗

-·-·- **神经系统不良反应风险管控措施** -·-·-

①在使用高风险药物前，充分了解患者的既往病史及治疗史，明确是否存在脑转移、副瘤综合征、脑部放疗史及基础神经性疾病，完善神经系统相关检查项目，明确具体风险。

②在用药期间，告知患者可能出现神经病变症状，如感觉减退、感觉亢进、感觉异常、不适、烧灼感、神经性疼痛或无力。有异常可及时就诊。

③出现神经系统症状后，应该做好鉴别，如区分副瘤综合征相关神经病变、营养缺乏相关神经病变、糖尿病性周围神经病变等可能的因素，早期识别诊断有助于防止不可逆的神经损害。

④根据神经系统不良反应复发或严重程度，按照说明书推荐意见，决定恢复相同或减少剂量或停止使用药物。

十、肌肉骨骼不良反应

常见的骨骼肌肉不良反应有肌痛、关节痛、骨痛和痉挛，其不良反应分级见表5-43。引起肌肉骨骼疼痛的药物主要是BCR-ABL抑制剂、BTKi、吉瑞替尼、艾伏尼布、单克隆抗体及阿基仑赛。

表 5-43　肌肉骨骼不良反应的 CTCAE 5.0 分级

不良事件	1级	2级	3级	4级	5级
肌酸磷酸激酶增高	> 1~2.5 倍 ULN	> 2.5~5 倍 ULN	> 5~10 倍 ULN	> 10 倍 ULN	–
肌痛 关节痛 背痛 骨痛 肌肉痉挛 四肢痛	轻度疼痛	中度疼痛；影响工具性日常生活活动	重度疼痛；影响自理性日常生活活动	–	–
肌炎	轻度疼痛	中度疼痛；伴无力；疼痛影响工具性日常生活活动	疼痛伴重度无力；影响自理性日常生活活动	危及生命；需要紧急治疗	–
横纹肌溶解	无症状；无需治疗；仅为实验室检查发现	无需紧急治疗	有症状；需要紧急治疗	危及生命；血液透析	死亡
骨坏死	无症状；仅为临床或诊断所发现；无需治疗	有症状；需要治疗（如用止痛药物或二磷酸盐）；工具性日常生活活动受限	严重症状；日常生活自理能力受限；需择期手术治疗	危及生命；需要紧急治疗	死亡

注：单个破折号（–）指此等级不存在

　　BCR-ABL 抑制剂伊马替尼十分常见肌痉挛、疼痛性肌痉挛及骨骼肌肉痛。在 IRIS 试验中，伊马替尼的肌肉痉挛发生率为38.3%，3~4级事件少见；此外，伊马替尼治疗期间普遍出现肌酸激酶升高，也可能引起罕见的横纹肌溶解。尼洛替尼治疗最常引起肌痛，300mg每日2次治疗的患者中肌痛发生率为10%，随着给药剂量增加至400mg每日2次，肌痛发生率则为12%。除此之外，关节痛、肌肉痉挛、骨痛、四肢疼痛发生率5%~9%之间，≥3级事件发生率均<1%。

达沙替尼肌肉骨骼疼痛十分常见，常见引起关节痛、肌痛、肌无力、肌肉骨骼僵硬和肌痉挛，偶见横纹肌溶解和骨坏死。基于达沙替尼治疗的新诊断的慢性期CML患者12个月的随访数据显示，该药物最常见的肌肉骨骼不良反应包括肌肉骨骼疼痛（11%）、肌痛（6%）、肌肉炎症（4%）；在至少60月的随访后不良反应累积发生率增加≤3%。氟马替尼可导致血肌酸磷酸激酶升高，肌肉骨骼不良事件发生率低于达沙替尼及尼洛替尼。奥雷巴替尼常见肢体疼痛和关节痛，发病率15%左右。博舒替尼主要引起肌酸激酶升高（36%），主要诱发关节痛及背痛。在PACE研究中，泊那替尼治疗CP-CML、AP-CML、BP-CML及Ph+ALL患者的所有级别关节痛发生率分别为61%、58%、52%及41%，3或4级不良事件占比分别为9%、6%、4.8%和0。此外，高发病率的不良事件还包括肌痛、肌肉痉挛、骨痛及肌肉骨骼疼痛，发病率为 6%~24%。最近的研究发现，在既往接受酪氨酸激酶抑制剂治疗后停用的无治疗缓解期，BCR-ABL 抑制剂停药后的肌肉骨骼不良反应有新增或增加的趋势。在尝试无治疗缓解的患者中，约有 20%~30% 的患者出现肌肉骨骼疼痛，这种反应通常是短暂的，相较而言易于管理。

骨骼肌肉疼痛是 BTKi 伊布替尼治疗中最常见不良反应之一（≥ 30%），对接受伊布替尼治疗的 CLL 患者进行的回顾性分析中，36% 的患者出现新发关节痛或肌痛或关节痛或肌痛恶化，中位至发生时间为 34.5 个月。伊布替尼治疗的患者在早期治疗过程中关节痛更为明显，但通常在 6 个月内自行缓解。阿可替尼治疗的患者中骨骼肌肉疼痛发生率 33%，关节痛发生率 19.1%，其中 ≥ 3 级事件分别为 1.5% 和 0.7%。泽布替尼治疗的患者中任何级别的肌肉骨骼疼痛发生率为 25.9%，1.7% 的患者中观察到 ≥ 3 级事件；任何级别关节痛和背痛的发生率分别为 14.6% 和 11.2%。《布鲁顿酪氨酸激酶（BTK）抑制剂用药安全性管理中国专家循证共识（2024 年版）》明确给出了 BTKi 关节痛的管理策略：对于 1~2 级关节痛，当症状不影响日常活动时，不建议调整 BTKis 剂量，并可考虑使用非甾体抗炎药（NSAIDs），首选对血小板影响最小的环氧化酶-2 抑制剂或对乙酰氨基酚；对于 3~4 级关节痛，如果患者无法忍受关节痛的症状，建议停用

BTKi 治疗并提供支持性护理，待症状缓解后，可在下一个较低剂量下重新开始 BTKi 治疗。

吉瑞替尼治疗最常出现肌酸激酶及碱性磷酸酶的升高，且有四分之一的患者肌酸激酶升高 ≥ 5ULN，需要暂停用药。艾伏尼布所有级别关节痛及肌痛的发病率分别为 36% 和 18%，其中严重和重度不良反应为 4% 和 1%，患者需暂停用药，待毒性消失后减量 50% 开始治疗，后续依照不良反应严重程度以决定可否启用正常剂量；如果再次出现 ≥ 3 级毒性，应该永久停用。关节痛、背痛、肌痛、肌肉痉挛的是利妥昔单抗及奥妥珠单抗常见不良反应，贝林妥欧单抗发病率相对较低，在长期给药过程中这种毒性更容易出现。阿基仑赛常见肌痛及肢体疼痛，在国外研究中还发现运动功能障碍、背痛及关节痛的病例，发病率 10%~19%。

------- 肌肉骨骼不良反应风险管理 -------

①在使用高风险药物治疗开始前，应充分告知患者可能的肌肉骨骼不良反应，在用药初期，密切监测肌酸磷酸激酶增高水平。

②如果出现 3 级及以上肌酸磷酸激酶增高的不良事件，应充分评估患者是否出现肌痛、触痛、无力、虚弱等情况，并根据患者情况进行药物停药或减量，同时密切监测患者体温、肾功

能（血肌酐、血尿素氮、尿蛋白、血钾）、肌红蛋白等。

③对于疼痛影响日常活动的患者，需要积极予以镇痛治疗。由于 BCR-ABL 抑制剂及 BTKi 常见出血不良反应，在选择 NSAIDs 时首选对血小板影响最小的 COX-2，如塞来昔布、帕瑞昔布钠或对乙酰氨基酚。

十一、感染

血液系统恶性肿瘤患者接受治疗往往会出现骨髓抑制和中性粒细胞减少，合并感染是临床常见的问题（表 5-44）。

BCR-ABL 抑制剂尼洛替尼相关感染的数据很少，其感染发生率为 7.9%。达沙替尼治疗相关感染风险最高，总发生率为 51%，其中肺炎和软组织感染最常见，治疗 3 个周期后风险逐渐上升，急性淋巴细胞白血病患者或接受大剂量皮质类固醇治疗时感染风险更大。BCR-ABL 抑制剂治疗相关机会性感染，包括 EB 病毒（EBV）、结核、诺卡菌病、肺孢子菌肺炎（PcP）、微小病毒 B19 感染和巨细胞病毒（CMV）再激活均有报道，HBV 再激活也多有报道。

表 5-44　常见感染性疾病的 CTCAE 5.0 分级

不良事件	1 级	2 级	3 级	4 级	5 级
发热性中性粒细胞减少	—	—	ANC < 1000/mm³ 伴单次体温 > 38.3℃（101℉）或持续体温 ≥ 38℃（100.4℉）超过 1h	危及生命，需要紧急治疗	死亡
感染		口服抗生素	静脉抗生素；需要侵入性治疗	危及生命，需要紧急治疗	死亡
巨细胞病毒感染再激活	无症状或轻度症状；仅需临床或诊断观察；无需治疗	中度症状；需要内科治疗	重症或临床症状明显，但不会立即危及生命；需要住院或延长住院时间；需要静脉注射治疗	危及生命的后果；需要紧急治疗失明	死亡
单纯疱疹再激活	无症状或轻度症状；仅需临床或诊断观察；无需治疗	中度症状；需要内科治疗	重度或临床症状明显但立即危及生命；需要住院或延长住院时间；需要静脉注射治疗	危及生命；需要紧急治疗	死亡

续表

不良事件	1级	2级	3级	4级	5级
带状疱疹	病变局限，需要进行局部治疗	局部感染合并中度临床症状；需要口服药物治疗；影响年龄相适应的工具性日常生活活动	严重或具有临床意义但不会立即危及生命；需要住院治疗或延长住院时间；需要静脉给药治疗；影响日常生活自理能力	危及生命；需要紧急治疗	死亡
乙型肝炎再激活	无症状或轻度症状；仅需临床或诊断观察；无需治疗	中度症状；需要内科治疗	重症或临床症状明显，但不立即危及生命；住院或延长住院时间；需要静脉注射治疗	危及生命；需要紧急治疗；肝功能失代偿（如凝血功能障碍、脑病、昏迷）	死亡

注：单个破折号（—）指此等级不存在

BTKi 伊布替尼一线治疗时，≥3 级感染发生率为 13%~36%，复发或难治患者为 24%~51%。最常见为上呼吸道感染、泌尿道感染和鼻窦炎，严重感染以肺炎最常见（25%）。此外，侵袭性真菌病、隐球菌感染、水痘 – 带状疱疹病毒（VZV）病毒再激活、PcP 和 EBV 驱动的噬血细胞综合征均有报道。6 个月内感染发生率最高，随后明显降低，这可能与治疗后体液免疫和正常 B 细胞群的重建及稳定有关。新型 BTKi 优化了药物分子结构，提高了靶点特异性，降低了脱靶效应，感染发生率有下降趋势。泽布替尼治疗 ≥3 级感染发生率为 21.3%，奥布替尼治疗 ≥3 级感染发生率仅为 15.4%。BTK 抑制剂治疗后均可造成 HBV 再激活，发生率为 1.0%~8.1%。

维奈克拉治疗难治复发淋巴瘤时，≥3 级中性粒细胞减少发生率为 57.7%，≥3 级感染发生率为 17.7%~19.0%。治疗难治复发髓系肿瘤时，中性粒细胞减少症发生率为 98%~100%，≥3 级感染发生率为 72%~74%，侵袭性真菌病发生率为 19%，其中 ≥3 级发生率为 8%。若发生 3 级及 4 级感染，需中断药物治疗直至恢复。

吉瑞替尼单药治疗引起 ≥3 级中性粒细胞减少性发热发生率为 40.7%，严重肺炎发生率为 1.2%；与化疗药物和（或）靶向药物（维奈克拉）联合增加感染风险，≥3 级中性粒细胞减少性发热发生率为

48.7%~63.3%，严重肺炎发生率为13.9%。另外，治疗期间侵袭性真菌病发生率为4%~25%。

利妥昔单抗单药治疗时，≥3级中性粒细胞减少症发生率为4.2%~10.0%，感染以轻度和中度为主，常见的严重感染是肺炎（4%）、PcP、CMV、VZV、结核、严重西尼罗脑炎和巴贝斯虫病亦有报道。也可能引发合并JC病毒感染导致的PML和HBV激活。奥妥珠单抗治疗期间以及治疗结束后可能发生严重的细菌性、真菌性，以及新发病毒性感染或病毒再激活性感染。曾有过致死性感染的报告。在FL研究中，包括随访期在内的所有研究阶段均观察到感染发生率升高，其中在维持阶段观察到的感染发生率最高。随访期间，在诱导期接受了奥妥珠单抗＋苯达莫司汀治疗的患者中观察到了更多的3~5级感染。在活动性感染的情况下禁用奥妥珠单抗，对于有反复感染或慢性感染史的患者，则应慎用。贝林妥欧单抗临床研究中感染总体发病率高达28%，感染病原菌涵盖细菌、病毒、真菌，严重感染包括脓毒症、感染性肺炎、菌血症、机会性感染和导管部位感染，其中部分危及生命或导致死亡。说明书明确推荐，在合适的情况下，可以使用预防性抗生素并在药物治疗期间进行适当的监测；出现感染的症状和体征需予以治疗。

CAR-T细胞治疗后感染很常见。大多数CAR-T细胞受体的感染性并发症发生在输注后的早期，输注后几周至几个月也可能发生。感染防控是 CAR-T 细胞治疗的重中之重，主要预防和治疗措施包括：注意保护和避免交叉感染；使用广谱抗生素和免疫球蛋白预防和治疗感染；减少糖皮质激素的使用时间；积极治疗细胞因子释放综合征；减少 CAR-T 细胞输入剂量。另外，在抗 CD19 CAR-T 细胞治疗急性 B 淋巴细胞白血病期间，应积极预防 HBV、HCV、HIV。

血液肿瘤常见药物治疗的相关感染临床特征见表 5-45。

表 5-45 血液肿瘤常见药物治疗相关感染的临床特征

类别 （代表药物）	免疫系统影响	感染事件
BCR-ABL 抑制剂（伊马替尼、达沙替尼、尼洛替尼、氟马替尼、博舒替尼、泊那替尼、奥雷巴替尼）	①抑制非靶向激酶，造成 CD4+ 和 CD8+ 细胞增殖受抑制②抑制 B 细胞功能③中性粒细胞减少	肺炎；PcP；结核；HBV 再激活；CMV；VZV；EBV
BTK 抑制剂（奥布替尼、阿可替尼、伊布替尼、泽布替尼）	①抑制 B 细胞发育，低丙种球蛋白血症②抑制 Toll 样受体介导的感染	最常见为上呼吸道感染，严重感染为肺炎；中枢真菌感染；HBV 再激活；PcP；VZV；EBV（感染风险可随靶点特异性增加而下降）
BCL-2 抑制剂（维奈克拉）	中性粒细胞减少	≥ 3 级感染（淋巴瘤治疗：17.7%~19.0%；髓系肿瘤治疗：72%~74%）；IFD（19%，≥ 3 级发生率为 8%）

类别 （代表药物）	免疫系统影响	感染事件
FLT3/AXL 抑制剂 （吉瑞替尼）	中性粒细胞减少	≥ 3 级中性粒细胞减少性发热（40.7%~66.3%）；肺炎（1.2%~13.9%）
IDH1 抑制剂 （艾伏尼布）	-	肺炎
抗 CD20 单抗 （利妥昔单抗）	①B 细胞减少相关低丙种球蛋白血症 ②中性粒细胞减少	肺炎（4%）、结核、PcP、HBV 再激活、CMV、VZV、JC 病毒相关 PML
抗 CD19/CD3 单抗 （贝林妥欧单抗）	-	细菌感染（14%）、病毒感染（11%）、真菌感染（10%）；脓毒症、感染性肺炎、菌血症、机会性感染和导管部位感染
抗 CD19 CAR-T 细胞疗法 （阿基仑赛、瑞基奥仑赛）	①持久的 B 淋巴细胞消减及低丙种球蛋白血症 ②治疗相关的中性粒细胞减少 ③前驱免疫治疗及中毒剂量预处理化疗方案致感染风险增加 ④细胞因子释放综合征和免疫效应细胞相关神经毒性综合征，致促炎因子风暴，合并高剂量皮质类固醇和（或）托珠单抗治疗可能导致感染风险增加	≥ 3 级中性粒细胞减少症易见，输注后 4~8 周最为突出，随访 1 年，可下降为 9.7%；持续的 B 细胞消融，输注 30 天时，88.2% 患者未检测到 B 细胞，随访一年可降至 57.9%；感染率 55%~63.3%，输注后 8 周内最为突出，可维持至治疗后 1~2 年，≥ 3 级严重感染 29.6%~33%；细菌感染（57.2%），≥ 3 级 29.6%；病毒感染 44.7%（包括呼吸道合胞病毒、HZV、CMV、HSV/VZV、HBV 再激活），侵袭性真菌感染 8%~9%

类别 （代表药物）	免疫系统影响	感染事件
抗BCMAC-AR-T细胞疗法（泽沃基仑赛）		中性粒细胞减少率89%，≥3级中性粒细胞减少性发热发生率16%。感染率68%~70%，≥3级22%~23%；细菌感染（3.9%），病毒感染（9%，可见CMV、HBV、再激活及JCV相关PML）、侵袭性真菌感染0.8%

注：PcP，肺孢子菌肺炎；HBV，乙型肝炎病毒；CMV，巨细胞病毒；VZV，水痘-带状疱疹病毒；PML，多病灶脑白质病；HSV，单纯疱疹病毒；EBV，EB病毒

NCCN指南指出肿瘤感染风险等级的评估需要综合多种因素，包括潜在的恶性肿瘤、疾病是否处于缓解期、中性粒细胞减少的持续时间、先前接受的化疗以及免疫抑制治疗的强度等，遵循预防与治疗相结合的理念。参照《CAR-T细胞治疗恶性血液病及免疫靶向治疗相关感染管理指南》，目前尚无循证医学依据支持在靶向治疗或免疫治疗同时予以常规细菌预防。启动靶向或免疫治疗后，根据临床情况，定期监测感染相关指标；高危粒细胞缺乏症患者，可推荐应用氟喹诺酮类药物（左氧氟沙星500mg po qd）抗细菌预防。表5-46为高危粒细胞缺乏症患者的判定标准。

表 5-46　高危粒细胞缺乏症患者判定

高危粒细胞缺乏症患者

①预计严重中性粒细胞缺乏（$< 0.1 \times 10^9$/L）持续 $>$ 7d

②有以下任一种临床合并症（包括但不限于）：

· 血流动力学不稳定

· 口腔或胃肠道黏膜炎，吞咽困难

· 胃肠道症状（腹痛、恶心、呕吐和腹泻）

· 新发的神经系统改变或精神症状

· 血管内导管感染，尤其是导管腔道感染

· 新发的肺部浸润或低氧血症，或有潜在的慢性肺部疾病

③肝功能不全（转氨酶水平 $>$ 5 倍正常上限）或肾功能不全（肌酐清除率 $<$ 30ml/min）

④合并免疫功能缺陷疾病

⑤接受分子靶向药物或免疫调节药物治疗

中性粒细胞缺乏患者符合任何一项为高危组

对不同类型免疫治疗和靶向药物治疗后病毒与真菌的预防与监测分别见表 5-47 与表 5-48。

表 5-47　病毒预防与监测

类别	HBV	VZV	CMV	EBV	JC 病毒
BCL-2 抑制剂					警惕 PML 提示症状，如果确诊，则应永久终止治疗
BCR-ABL 抑制剂	推荐预防	推荐预防	推荐监测	推荐监测	
BTK 抑制剂	推荐预防	推荐预防	推荐监测	推荐监测	

类别	HBV	VZV	CMV	EBV	JC 病毒
抗 CD20 单抗	推荐预防	推荐预防	推荐监测		警惕 PML 提示症状，如果确诊，则应永久终止治疗
抗 CD38 单抗	推荐预防	推荐预防			

表 5-48 真菌预防与监测

类别	IFD	PcP
BCL-2 抑制剂	推荐监测	
BCR-ABL 抑制剂	真菌感染罕见	
BTK 抑制剂	推荐监测，特别是中枢性感染	推荐监测，但不常规预防
抗 CD20 单抗	推荐监测	
抗 CD38 单抗	推荐监测	

　　如果已经出现感染，考虑到免疫治疗及靶向药物治疗患者存在免疫功能抑制，故感染后应尽快启动抗菌药物初始经验治疗，而不必等微生物学的结果。根据患者危险分层、耐药危险因素、当地病原菌和耐药流行病学数据及临床表现复杂性对患者进行个体化评估。推荐的抗感染治疗方案见表 5-49。

表 5-49　抗感染治疗方案

感染类型（病原菌）	推荐药物
细菌感染（革兰阴性杆菌）	三代头孢类或 β 内酰胺酶抑制剂复合制剂、碳青霉烯类
细菌感染（革兰阳性球菌）	万古霉素、替考拉宁、利奈唑胺
细菌感染（碳青霉烯类耐药革兰阴性杆菌）	多黏菌素、替加环素、头孢他啶阿维巴坦
支原体 / 衣原体感染	大环内酯类、喹诺酮类、四环素类
病毒感染	阿昔洛韦、伐昔洛韦、更昔洛韦、泛昔洛韦、膦甲酸钠
机会性感染（侵袭性真菌）	三唑类、棘白菌素类、多烯类
机会性感染（分枝杆菌）	克拉霉素或阿奇霉素、异烟肼、乙胺丁醇、利福平、左氧氟沙星、利福布汀等
其他感染	不明病原体（个体化选择）

感染风险管控措施

①根据不同的靶向和免疫治疗进行治疗前感染筛查，包括常规检查、实验室检查、病原学检查及影像学检查，评估感染风险，具体可参考指南要求。

②对感染风险较高的患者，积极予以抗细菌、抗病毒或抗真菌药物预防。

③严密监测患者感染的情况，一般原则上出现 ≥ 3 级感染风险的时候应该中断药物治疗，并

根据感染控制状况决定恢复治疗的时机，及时对药物剂量做出调整。

　　④治疗期间加强卫生管理，注意饮食安全，加强营养支持。

十二、CAR-T 细胞疗法相关的特殊不良反应

1. 细胞因子释放综合征

细胞因子释放综合征（CRS）是由旁观者免疫和非免疫细胞释放细胞因子引起的综合征，常在细胞输注后 2~7d 达到高峰，可持续长达 3 周。CRS 主要临床表现有：发热、心动过速、低氧血症、恶心、头痛、皮疹、呼吸短促、轻度或严重低血压、呼吸衰竭、凝血功能障碍和（或）多器官系统衰竭。CRS 发生时间与 CAR 的结构密切相关，例如，接受抗 CD19-CD28-CD3ζCAR 治疗的患者通常比接受抗 CD19-4-IBB-CD3ζCAR 治疗的患者更早发生 CRS。

CRS 的处理按分级治疗原则，根据严重程度给予相应处置。由于 CRS 的分级和管理存在差异，美国移植和细胞治疗学会（ASTCT）于 2019 年制定了 CRS 的定义标准为"任何免疫治疗后导致内源性或输注 T 细胞和（或）其他免疫效应细胞激活或参与的超

生理反应"。CRS 分级系统见表 5-50。CSCO 指南指出 CRS 相关的器官毒性可根据 CTCAE 5.0 进行分级，但不影响 CRS 分级。

表 5-50　CRS 分级系统

参数	1 级	2 级	3 级	4 级
发热 [a]			体温 ≥ 38℃	
低血压 [b]	无	有，不需要升压药物	需要升压药物 ± 血管升压素	需要多种升压药物（除外血管升压素）
低氧血症 [c]	无	有，需要低流量鼻导管吸氧	需要高流量鼻导管、面罩或文丘里面罩吸氧	需要正压通气，如持续气道正压通气（CPAP）、双水平正压通气（BiPAP）、插管或机械通气

注：a. 发热的定义为体温 ≥ 38℃，且不属于任何其他原因。CRS 患者接受解热或使用托珠单抗或类固醇等抗细胞因子治疗，则后续 CRS 严重程度分级不再需要发热

b. CRS 分级由更严重的事件确定，即非其他原因引起的低血压或缺氧

c. 低流量鼻导管吸氧，≤ 6L/min；高流量鼻导管吸氧，> 6L/min

　　白细胞介素 -6（IL-6）受体拮抗剂托珠单抗是 CRS 的一线主要治疗药物。托珠单抗可快速缓解 CRS 的临床症状，且不影响 CAR-T 细胞的增殖和抗肿瘤活性。如果症状不能缓解或缓解不明显，则应改用糖皮质激素或使用糖皮质激素与托珠单抗联合治疗。CRS 推荐处理方法见表 5-51。

表 5-51　CRS 推荐处理方法

分级	症状或体征	处理
1 级	发热	· 补充液体 · 对症降温：物理降温，对乙酰氨基酚或布洛芬等药物降温排除感染：血尿培养，胸部影像学检查等 · 如果患者存在粒细胞缺乏症，给予预防性应用抗生素，可使用 G-CSF，禁用 GM-CSF · 如果持续发热（> 3d）或难治性发热，可予托珠单抗（8mg/kg），症状无改善者，可 8h 后重复使用，建议不超过 3 次，治疗 24h 后 CRS 无改善者，可予地塞米松 5~10mg qd 或升级至 2 级处理
2 级	低血压	· 补液、抗感染 · 如果未使用过托珠单抗，可予托珠单抗，同 1 级 · 1~2 剂托珠单抗治疗 CRS 无改善者，予地塞米松 10mg q12h 或 qd，1~3d，症状改善后尽快减量 · 地塞米松处理 24h 后无改善，按照 3 级处理
	低氧血症	· 低流量吸氧、抗感染 · 托珠单抗使用同低血压 · 地塞米松使用同低血压 · 地塞米松处理 24h 后无改善，按照 3 级处理
3 级	低血压	· 考虑转入 ICU · 补液、强效抗感染 · 升压药物 · 如果既往未使用过托珠单抗，可予托珠单抗 8mg/kg，用法同 1 级 · 予地塞米松 10~20mg q6h，1~3d，症状改善后尽快减量

分级	症状或体征	处理
3级	低氧血症	·考虑转入 ICU ·高流量给氧 ·支持治疗、托珠单抗及地塞米松应用原则同低血压
4级	低血压	·转入 ICU ·补液、托珠单抗、强效抗感染同 3级，可多药升压 ·大剂量糖皮质激素治疗直至症状缓解至 1级后减量，如甲泼尼龙 1g/d，3d；250mg q12h，2d；125mg q12h，2d；60mg q12h，2d
	低氧血症	·机械通气 ·托珠单抗、糖皮质激素、抗感染同低血压

托珠单抗单次治疗最大剂量为 800mg，可重复给药。治疗后 24h CRS 无改善甚至加重，应升级至下一级处置措施。托珠单抗和类固醇的早期干预不会影响 B-ALL、B-NHL 中 CD19 CART 细胞的扩增和疗效。

2. 免疫效应细胞相关神经毒性综合征

神经毒性或免疫效应细胞相关神经毒性综合征（ICANS）的定义为包括 CAR-T 细胞在内的免疫治疗导致的内源性或外源性 T 细胞和（或）其他免疫效应细胞激活或参与并影响中枢神经系统的病理过程。ICANS 可以与 CRS 同时发生，可以在 CRS 之后发生，也可以独立发生，独立发生时神经系统症状往往较轻。ICANS 通常在 CAR-T 细胞治疗后 4~5 天出现，持续约 5~17 天。其临床表现包括伴有思维混乱和行为改变的脑病、表达性失语或其他语言障碍、书写困难、构音障碍、精细运动障碍和其他无力、震颤、肌震挛和头痛。在更严重情况下可能出现昏厥和癫痫发作，罕见发展为致命的脑水肿。

目前应用最为广泛的 ICANS 分级体系为 ASTCT 分级系统，需要综合神经系统评估［免疫效应细胞相关脑病（ICE）评分或康奈尔儿童谵妄量表（CAPD）评分］及神经系统症状和体征进行判断，见表 5-52。

表 5-52 ICANS 分级系统

参数	1级	2级	3级	4级
ICE 评分 [a]	7~9	3~6	0~2	0（患者不能唤醒，不能进行 ICE 评分）
意识下降 [b]	自然唤醒	声音唤醒	仅可通过触觉刺激唤醒	患者不能唤醒或需要强烈或反复触觉刺激唤醒；昏迷
癫痫 [c]	N/A	N/A	任何可快速缓解的局部或全身临床癫痫发作；或经过干预可缓解的脑电图发现的非惊厥性癫痫发作	危及生命持续癫痫（＞5min），或其间无法恢复基线的反复临床或电生理癫痫发作
运动障碍	N/A	N/A	N/A	深度局部运动减弱如偏瘫或轻瘫

续表

参数	1 级	2 级	3 级	4 级
颅内压增高 / 脑水肿 [d]	N/A	N/A	神经影像学检查发现局灶 / 局部水肿	神经影像学检查发现弥漫脑水肿；去脑或去皮质状态；脑神经 Ⅵ 麻痹；视神经盘水肿；库欣三联征

注：a.ICE 评分为 0 分的患者如果清醒时有完全性失语归类为 3 级 ICANS，但 ICE 评分为 0 分的患者如果无法唤醒，则被归类为 4 级 ICANS

b. 没有其他原因（如没有使用镇静药物）

c. 与免疫效应细胞治疗相关的震颤和肌阵挛可根据 CTCAE 5.0 进行分级，但它们没有影响评分

d. 颅内出血或脑梗死伴或不伴水肿不被认为是神经毒性特征，并被排除在 ICANS 分级之外。它可根据 CTCAE 5.0 进行分级

　　ICANS 的主要治疗包括支持性护理和皮质类固醇，见表 5-53。由于托珠单抗可能会加重神经毒性，当 ICANS 和低级别 CRS 同时发生时，优先处理 ICANS。

　　对于低级别神经毒性患者无需干预即可缓解，对于 ≥ 2 级的 ICANS，则需要使用类固醇激素。如果 24h 内未出现改善则应重复神经影像学检查，并在可能的情况下进行脑脊液评估，包括脑脊液压力测试。对于急性淋巴细胞白血病，CRS 和 ICANS 是管理重点。高肿瘤负荷免疫毒性更强，处理需更积极。ALL 高肿瘤负荷（骨髓原始细胞 ≥ 40%）的患者，若高温持续不退，可直接使用托珠单抗治疗；低肿瘤负荷患

者按标准疗法。

表 5-53　ICANS 推荐处理方法

分级	推荐处理方法
1 级	· 如吞咽功能受影响，将口服药物及营养改为静脉滴注 · 躁动患者可以给予低剂量劳拉西泮或氟哌啶醇镇静 · 神经科会诊 · 眼底镜检查确定是否有视神经盘水肿 · 行颅脑影像学检查（增强 MRI 或 CT）确定是否有局灶或局部病变 · 腰穿行颅内压、细胞因子、CAR-T 数检测（选做） · 脑电图检查是否有异常 · 如果患者后续可能发生严重神经毒性，给予 5~10mg 地塞米松处理，左乙拉西坦预防癫痫发作 · 如果合并 CRS，且未使用过抗 IL-6 治疗，可予托珠单抗 8mg/kg，8h 可重复，建议总量不超 2~3 次
2 级	· 对症处理及相应检查同 1 级 · 如果合并 CRS，且未使用过抗 IL-6 治疗，托珠单抗使用同 1 级 · 如果对抗 IL-6 治疗无效或未合并 CRS，给予地塞米松 10mg 6~12h 1 次，或甲泼尼龙 1mg/kg 每 12h 1 次，降至 1 级后快速减量 · 如果合并 ≥ 2 级 CRS，建议转入 ICU
3 级	· 对症处理及神经科检查同 1 级 · 建议转入 ICU · 如果合并 CRS，且未使用过抗 IL-6 治疗，托珠单抗使用同 1 级 · 地塞米松 20mg q6h，直至症状缓解至 1 级后快速减量 · 每 2~3 天重复影像学检查

续表

分级	推荐处理方法
4级	· 对症处理及神经科检查同1级 · 转入ICU，机械通气 · 抗IL-6治疗原则和影像学检查同3级 · 大剂量激素治疗直至症状缓解至1级后减量，如甲泼尼龙1g/d×3d；250mg q12h×2d；125mg q12h×2d；60mg q12h×2d；如果糖皮质激素无应答，考虑使用阿那白滞素（IL-1受体拮抗剂）

3. 免疫效应细胞相关噬血细胞性淋巴组织细胞增生症样综合征

免疫效应细胞相关噬血细胞性淋巴组织细胞增生症样综合征（IEC-HS）是基于免疫效应细胞治疗后出现的病理和生化高炎症状态综合征，具体为巨噬细胞活化综合征（MAS）或噬血细胞性淋巴细胞增多症（HLH）。IEC-HS的发生独立于CRS和CANS，伴随血细胞减少、高铁蛋白血症、凝血功能障碍伴低纤维蛋白原血症、转氨酶升高等的新发或加重。此外，IEC-HS通常被认为是CRS处理过后的延迟表现。IEC-HS的分级系统见表5-54。

表5-54　IEC-HS分级系统

分级	症状严重程度和干预措施
1级	无症状或轻微症状；需要观察和（或）临床诊断评估；临床观察
2级	轻度至中度症状，需进行干预（例如，针对IEC-HS的免疫抑制剂或无症状低纤维蛋白原血症的输血）

分级	症状严重程度和干预措施
3级	严重但不会立即危及生命（例如，需要输血支持的出血性凝血功能障碍，或因新发急性肾损伤、低血压或呼吸窘迫而需要住院治疗）
4级	需要紧急干预的危及生命的后果（例如，危及生命的出血或低血压、需要插管的呼吸窘迫、适用于急性肾损伤的透析）
5级	死亡

目前针对 IEC-HS 的治疗，推荐白细胞介素 -1 受体拮抗剂（IL-1Ra）阿那白滞素联合或不联合皮质类固醇为一线治疗方案。具体方案推荐见表 5-55。

表 5-55　IEC-HS 推荐治疗方案

分级	推荐治疗方案
一线治疗	阿那白滞素（成人：200~800mg/d；儿童：可从每日 5~10mg/kg 开始，增加到 4mg/kg，每 6h）（Ⅰ级推荐）和（或）糖皮质激素［成人：地塞米松每日 10~40mg 或甲泼尼龙 1000mg/d；儿童：地塞米松 10mg/（$m^2 \cdot d$）或甲泼尼龙 2~8mg/（$kg \cdot d$）］（Ⅰ级推荐）
二线治疗	如果 48h 后达到缓解，一线治疗药物剂量增加并使用双联治疗（阿那白滞素＋糖皮质激素），可考虑加用 JAK-2 抑制剂（如芦可替尼 5~10mg/d）
三线治疗	①加用 JAK-2 抑制剂。可考虑 γ 干扰素单克隆抗体（依马利尤），CTLA-4 激动性药物（如阿巴西普），CD52 抗体（阿伦单抗）（Ⅲ级推荐） ②依托泊苷在原发性 HLH 和继发性 HLH 中均有效，首选剂量为 50~100mg/m^2 ③在快速进展或危及生命的高级别 IEC-HS 中，一线和二线治疗失败后，可考虑将 TKI（如达沙替尼）作为三线治疗选择

4. 免疫效应细胞相关血液毒性

免疫效应细胞相关血液毒性（ICAHT）包括贫血、血小板减少症、白细胞减少症和中性粒细胞减少症，CAR-T 疗法可导致一系和多系血细胞减少。应用氟达拉滨和环磷酰胺等清除淋巴细胞治疗和 CAR-T 细胞是血细胞减少的原因，常发生在 CAR-T 细胞输注 3 个月内。

2023 年欧洲血液学协会和欧洲血液和骨髓移植学会提出了针对早期（第 0~30 天）和晚期（第 30+ 天后）血细胞减少症的 ICAHT 分级（表 5-56），并根据危险因素开发了用于识别 ICAHT 高风险患者的 CAR-HEMATOTOX 评分（表 5-57）。针对 ICAHT 的管理，应密切关注血细胞下降期间感染风险的评估，积极予以抗感染预防。基于患者血细胞下降风险特征予以输注浓缩红细胞或者血小板，如果输注浓缩红细胞，则考虑每次使用 1 个产品以减少铁过载。对具有 ICAHT 高危特征（如 CAR-HEMATOTOX 评分高危）的患者在第 +2 天预防使用 G-CSF，推荐剂量为 5μg/kg qd；对于伴或不伴感染性重度中性粒细胞减少（ANC ≤ 500/μl）的患者治疗性应用 G-CSF，推荐剂量为 5μg/kg，如果无应答可考虑增加剂量至 105μg/kg。

表 5-56　ICAHT 分级

分级	1 级	2 级	3 级	4 级
早期 ICAHT（0~30 天）				
ANC ≤ 500/μl	< 7 天	7~13 天	≥ 14 天	从未高于 500/μl
ANC ≤ 100/μl	–	–	≥ 7 天	≥ 14 天
晚期 ICAHT（30+ 天之后）				
ANC ≤ 1500/μl	√			
ANC ≤ 1000/μl		√		
ANC ≤ 500/μl			√	
ANC ≤ 100/μl				√

注：测量 ≥ 2 个时间点，或非一过性中性粒细胞减少症

表 5-57　CAR-HEMATOTOX 评分表

评估指标	0 分	1 分	2 分
血小板计数	> 175.000/μl	75.000~175.000/μl	< 75.000/μl
中性粒细胞绝对值	> 1200/μl	< 1200/μl	–
血红蛋白	> 90g/L	< 90g/L	–
C- 反应蛋白	< 30mg/L	> 30mg/L	–
铁蛋白	< 650ng/ml	650~2000ng/ml	> 2000ng/ml

注：低危 0~1 分，高危≥ 2 分，根据清淋前（大约 5 天，宽限期 3 天）结果评估血液毒性及感染发生率，高危患者血液毒性及感染发生率明显增加

5. B 细胞缺乏症 / 低丙种球蛋白血症

B 细胞再生障碍是由 B 细胞耗竭或缺失引起的疾病。CAR-T 诱导的 B 细胞发育不全的机制为靶向 CD19 的 CAR-T 的细胞疗法靶外肿瘤效应，可降低 B 细胞计数和丙种免疫球蛋白水平。研究显示，CAR-T 回输后不同时间段均可发生低丙种球蛋白血症，90 天后发生率约 67%，少数患者甚至持续数年。临床主要表现为频繁的感染。主要的治疗为静脉注射免疫球蛋白（IVIG，5g×3 天）。具体分级及处理见表 5-58。

表 5-58　B 细胞缺乏症 / 低丙种球蛋白血症分级及处理

分级	处理
任何级别	建议患者及家属接种流感和 COVID-19 疫苗病毒预防和 PCP 预防，直至 CAR-T 细胞输注后 6~12 个月和（或）CD4 细胞计数 > 200 个 /μl 高风险患者 [a] 应考虑使用泊沙康唑等抗真菌预防，包括任何接受皮质类固醇治疗 CRS 或 ICANS 的患者
1 级（无症状）	无需特殊干预，对症支持
2 级（有症状，如处于感染状态；非紧急干预）	如 IgG ≤ 400mg/dl，可考虑 IVIG 替代治疗
3 级（需紧急干预）	
4 级（危及生命）	

注：a. 真菌感染高危（存在以下两点及两点以上）：①输注前中性粒细胞绝对值 ≤ 0.5×10⁹/L；②CAR-T 剂量 > 2×10⁷/kg；③≥ 4 线预处理方案；④既往侵袭性真菌相关感染史；⑤因 CRS 或 ICANS 需要合并高剂量皮质类固醇和（或）托珠单抗治疗

表5-59列出了说明书中本书纳入的3种CAR-T细胞疗法相关的特殊不良反应的发生率。

表5-59　CAR-T细胞疗法相关的特殊不良反应的发生率

药物	阿基仑赛所有级别（≥3级）		瑞基奥仑赛所有级别（≥3级）	泽沃基仑赛所有级别（≥3级）
研究来源	中国研究	ZUMA-1	JWCAR029-002	CT053-MM-011
CRS	100%（4%）	94%（13%）	42.9%~47.5%（0~5.1%）	90.2%（6.9%）
ICANS	42%（8%）	87%（31%）	17.9%~20.3%（0.33%~0.36%）	20.6%（0）
IEC-HS	–	–	–	–（0.98%）
ICAHT	–（33%）	–（28%）	78%~82.1%（28.8%~64.3%）	–（96.1%）
B细胞缺乏症/低丙种球蛋白血症	–	15%（0）	45.8%~86%（0）	–

十三、其他不良反应

1. 输液反应

由于严重的输液反应与严重的过敏反应及细胞因子释放综合征等具有相似的临床表现及机制，因此关于输液反应的定义尚无统一定论。本书参照CTCAE 5.0版将输液反应的范畴及严重程度定义如表5-60。

表 5-60　输液反应 CTCAE 5.0 分级

不良事件	输液相关反应	过敏反应	细胞因子释放综合征
1级	反应短暂且轻微；无需中断输液；无需治疗	－	伴或不伴全身症状的发热
2级	需要中断治疗或输液且迅速做出对症治疗（如抗组胺药，非甾体抗炎药，麻醉剂，静脉给药）；需要不大于24h的预防用药	－	对流体有响应的低血压；对<40%的O_2有响应的缺氧状态
3级	状况处理延迟〔如未立即对症状做出对症治疗和（或）短暂中断输液〕；初始症状改善后又复发；需要住院治疗的临床后遗症	有症状的支气管痉挛伴或不伴有荨麻疹；需要肠外治疗；变态反应相关的水肿或血管性水肿；低血压	需要使用1种升压药物的低血压；缺氧，需要使用≥40%的O_2
4级	危及生命；需要紧急治疗	危及生命；需要紧急治疗	危及生命；需要紧急治疗
5级	死亡	死亡	死亡

　　输液反应是一种由多种机制引起免疫表现，包括IgE介导的超敏反应或类过敏反应（IgE不依赖型过敏反应）、抗体类药物的免疫原性、补体活化和细胞因子释放综合征。最常引起输液反应的药物是单克隆抗体类药物。

　　利妥昔单抗诱导的输液相关反应通常发生在开始

输注后的几分钟至 2h 内，从轻度不良事件到危及生命的反应，0.04%~0.07% 的患者演变为致命的毒性。已报道的输液反应的发生频率根据适应证、研究类型、是否使用激素预处理等差异而波动于 10%~80% 不等。CRS 主要在利妥昔单抗第一次输注时出现，推测机制可能依赖于利妥昔单抗与免疫细胞上的 FcγR 相结合，诱导 NK 细胞和 B 细胞释放细胞因子。随着后续用药，其发生率和严重程度逐步降低，并在降低输液速度后可消退。奥妥珠单抗输液相关反应主要发生在首个 1000mg 剂量的输注期间，可能与细胞因子释放综合征有关，肾功能不全患者（Ccr < 50ml/min）输液相关反应发生风险更高。输液相关症状的发生率和严重程度在第一次 1000mg 剂量输注后会明显降低，大部分患者在奥妥珠单抗后续给药期间不再发生。贝林妥欧单抗第一次输注后 48h 内所有级别输液相关反应的发生率为 30%，≥ 3 级反应发生率为 3%。其中已出现危及生命或导致死亡的 CRS，发生的中位时间为输注开始后 2 天，消退的中位时间为 5 天。单抗类药物输液相关反应的临床防治见表 5-61。

此外，瑞基奥仑赛注射液输注后可能发生过敏反应，包括严重的全身性过敏，可能由细胞冻存液二甲基亚砜（DMSO）引起。所有患者应该在治疗前给予对乙酰氨基酚和盐酸苯海拉明。若出现过敏反应应立即停止输注，迅速按照医疗常规进行治疗和处理。

表 5-61　单克隆抗体类药物输液相关反应的临床防治

分级	症状及体征	临床防治
	利妥昔单抗	
1~2 级	发热、寒战、发冷、皮疹、瘙痒、恶心和头痛	◎输注前用药： ·每次输注前应预先使用解热镇痛药（如对乙酰氨基酚）和抗组胺药（如苯海拉明）。对于 90min 静脉快速输注方案，治疗方案中的糖皮质激素应在输注利妥昔单抗前使用
3~4 级	低血压、血管性水肿、缺氧、支气管痉挛，还有心肌梗死、心室颤动、心源性休克和过敏反应 支气管痉挛、缺氧、呼吸困难、高血压、心动过速和眼部不良反应（包括脉络膜渗漏、急性近视和急性闭角性青光眼）	◎处置与治疗： ·根据严重程度选择干预措施，可减慢或中断利妥昔单抗输注并予以支持治疗（如应用抗组胺药物、糖皮质激素、肾上腺素、支气管扩张剂）。当症状完全缓解以后，可以减慢 50% 的速度重新开始输注治疗（如从 100mg/h 降低到 50mg/h）。大部分发生非致命性输注反应的患者都能完成整个疗程的利妥昔单抗治疗。症状和体征完全缓解后，患者继续接受治疗很少再次发生严重输注相关反应。对于心肺功能不全以及循环淋巴细胞计数高（≥ 25000/mm³）的患者需密切监测
	奥妥珠单抗	
1~4 级	恶心、呕吐、腹泻、头痛、头晕、疲乏、寒战、发热、低血压、潮红、高血压、心动过速、呼吸困难、胸部不适、支气管痉挛、咽	◎输注前用药： ·第一周期第 1 天：在奥妥珠单抗输注前至少 1h 静脉注射糖皮质激素；在奥妥珠单抗输注前至少 30min 口服镇痛或解热药及抗组胺药 ·所有后续输注：在先前输注期间未出现输液相关反应的患者，在奥妥珠单抗输注前至少 30min 口服镇

分级	症状及体征	临床防治
1~4 级	喉刺激、哮鸣、喉水肿以及心脏症状如房颤	痛或解热剂；在先前输注期间出现 1 级或 2 级输液相关反应的患者，口服镇痛或解热剂及抗组胺药；在先前输注期间出现 3 级输液相关反应的患者，在奥妥珠单抗输注前至少 1h 静脉注射糖皮质激素；在奥妥珠单抗输注前至少 30min 口服镇痛或解热剂及抗组胺药 ◎处置： ·应在整个输注期间及输注后对伴有心脏病或肺病的患者进行密切监测。奥妥珠单抗静脉输注过程中可能会出现低血压，因此，在每次奥妥珠单抗输注前 12h 以及输注期间和输注后 1h 内，应考虑暂停使用降压药。对于有急性高血压危象风险的患者，应评价其停用降压药的获益和风险 ·如果出现以下情况，患者不得接受进一步的奥妥珠单抗输注：危及生命的急性呼吸系统症状；4 级（即危及生命的）输液相关反应；恢复首次输注后或在后续输注期间再次发生的 3 级输液相关反应（持续时间长或再发）
	贝林妥欧单抗	
1~4 级	发热、CRS、低血压、肌痛、急性肾损伤、高血压和红斑疹	◎ 3 级 CRS 的处置： ·体重 ≥ 45kg 的患者，每 8h 通过静脉或口服给予地塞米松 8mg，共 3 天，然后在 4 天内逐步减量。CRS 消退后，使用 9μg/d 的剂量重启本品治疗，如果 CRS 未复发，则在 7 天后升高剂量至 28μg/d

续表

分级	症状及体征	临床防治
1~4级	发热、CRS、低血压、肌痛、急性肾损伤、高血压和红斑疹	·体重＜45kg的患者，每8h通过静脉或口服给予地塞米松 5mg/m²（最高8mg），共3天，然后在4天内逐步减量 ◎4级CRS的处置： ·永久终止本品治疗。根据发生3级CRS时的说明给予地塞米松

2.肿瘤溶解综合征

肿瘤溶解综合征（TLS）是指肿瘤细胞大量溶解后，细胞内代谢产物快速释放入血，超过肾脏代谢能力，引起高尿酸血症、急性肾功能不全、高钾血症、高磷血症和低钙血症等一系列并发症。TLS风险是基于包括肿瘤负荷和合并症在内的多种因素而连续存在。表5-62展示了与TLS相关的危险因素，对伴随危险因素较多的患者在用药期间需要增加血生化监测的频率。可引起肿瘤溶解综合征的药物有尼洛替尼、泊那替尼、伊布替尼、泽布替尼、维奈克拉、利妥昔单抗及奥妥珠单抗。已知维奈克拉在初始给药6~8h和爬坡期内均有发生TLS风险。利妥昔单抗给药后12~24h内可能会发生TLS，有报道在外周血恶性淋巴细胞数目高的患者中观察到与肿瘤溶解综合征（TLS）相一致的体征和症状，因此存在大量的循环恶性细胞（≥25000/mm³）或较高的肿瘤负荷会增加TLS的风险，应该对这些患者进行密切的和适当的实验室监测。奥妥珠单抗治疗期间，对于被认为有TLS风险的患者［如肿瘤负荷高和（或）肾功能受损（Ccr < 70ml/min）患者］应接受预防性治疗。预防治疗应在奥妥珠单抗给药前的12~24h内开始，包括充分水化和给予抑制尿酸的药物（如别嘌醇）或尿酸氧化物（如拉布立酶）等适用的替代药物。

表 5-62　与 TLS 相关的危险因素

肿瘤类型	血液系统恶性肿瘤
	伯基特淋巴瘤
	淋巴母细胞性淋巴瘤
	弥漫性大 B 细胞淋巴瘤
	急性淋巴细胞白血病
	具有高增殖率和对化疗敏感的实体瘤
疾病特征	巨大肿块（> 10cm）
	乳酸脱氢酶（LDH）升高（> 2 倍正常值上限）
	WBC 计数升高（> 25×10^9/L）
	高增殖指数或对化疗敏感
患者因素	预先存在的肾脏损害（肾衰竭、少尿）或尿道梗阻
	先前存在的尿毒症 / 高尿酸血症（基线血清 / 血浆尿酸> 450μmol/L 或 7.5mg/dl）
	低血容量
	涉及腹部器官疾病
	使用肾毒性药物

┌─ ─ ─ ─ ─ 肿瘤溶解综合征风险管理措施 ─ ─ ─ ─ ─ ─┐

①在治疗前评估基线风险，采取适当预防措施，包括大量水化、尿液碱化和药物预防等。

②如患者在治疗前已存在高尿酸血症，应及时予以药物纠正。

③在治疗过程中密切监测出入液体量、肾功能和电解质等相关实验室指标，关注患者有无恶心、呕吐、嗜睡、厌食、癫痫发作等临床症状。

④如果发生肿瘤溶解综合征，需要及时中断治疗或者停药。予以静脉水化、药物治疗（别嘌醇、非布司他、尿酸氧化酶等）以促进尿酸排泄；严重急性肾损伤可考虑肾脏替代疗法。

└─ ─┘

3. 胰腺毒性

药物相关的胰腺毒性相对罕见，其临床诊断依赖于症状、生化结果（血清脂肪酶／淀粉酶）及影像学检查（CT、MRI 和 PET/CT）。大部分的病例表现为血清脂肪酶和淀粉酶升高，但并无明显的胰腺炎症，只有少部分病例可发展为胰腺炎。胰腺毒性的 CTCAE 5.0 分级见表 5-63。

可产生胰腺毒性的药物主要包括 BCR-ABL 抑制剂（尼洛替尼、达沙替尼、氟马替尼、泊那替尼）、吉瑞替尼和贝林妥欧单抗。尼洛替尼导致脂肪酶升高的发生率为29%~47%，3~4级升高的发生率为6%~18%。氟马替尼主要引起血清脂肪酶和（或）淀粉酶升高，可伴有腹部症状或无症状，需要采用CT检查进一步明确是否发展为胰腺炎。泊那替尼相关临床研究中，胰腺炎发病率23%~34%，其中15%~17%的患者出现严重或重度胰腺炎，发病中位时间介于8~29天。说明书推荐在使用泊那替尼前2个月每2周监测一次血清脂肪酶，此后每月监测一次或根据临床指示监测一次；对有胰腺炎或酒精滥用史的患者进行额外的血清脂肪酶监测。目前关于BCR-ABL抑制剂诱导胰腺毒性的机制假设主要包括两类：BCR-ABL抑制剂可抑制高亲和力的非受体酪氨酸激酶（c-Abl）可能会干扰调节胰腺细胞死亡的分子机制；该类药物可能通过抑制细胞内腺泡储存的钙释放和促进脂肪酸在胰腺腺泡细胞内的积累而干扰胰腺外分泌功能。贝林妥欧单抗联合地塞米松治疗的患者中已出现致死性胰腺炎的报告，用药需谨慎。

表 5-63　胰腺毒性的 CTCAE 5.0 分级

不良事件	1级	2级	3级	4级	5级
脂肪酶增高	>1~1.5倍ULN	>1.5~2.0倍ULN >2.0~5.0倍ULN且无症状	>2.0~5.0倍ULN伴体征或症状 >5.0倍ULN但无症状	>5.0倍ULN伴体征或症状	-

不良事件	1级	2级	3级	4级	5级
血清淀粉酶增高	> 1~1.5 倍 ULN	> 1.5~2.0 倍 ULN 且无症状	> 2.0~5.0 倍 ULN 伴体征或症状 > 5.0 倍 ULN 但无症状	> 5.0 倍 ULN 伴体征或症状	–
胰腺炎	–	酶升高；仅放射学检查所见	重度疼痛；呕吐；需要内科治疗（如止痛，营养支持）	危及生命；需要紧急治疗	死亡

针对白血病新型治疗药物相关胰腺毒性的管理，首先是中断治疗，然后根据严重程度恢复相同或减少剂量或停止使用药物。部分药物胰腺毒性的剂量调整要求见表 5-64。对于明确出现胰腺炎的患者，应该建议住院治疗，并由胃肠病学 / 胰腺亚专科医生指导胰腺炎的管理和随访，具体管理方法取决于胰腺炎的严重程度分级。

表 5-64　白血病新型治疗药物相关胰腺毒性的剂量调整

药物	毒性	处置
尼洛替尼	3~4 级血清脂肪酶增高	成人患者剂量应降低至每日 1 次，每次 400mg 或中止给药。儿童患者则必须中断治疗，直至事件恢复至 ≤ 1 级。此后，如果既往剂量为 230mg/m^2 每日 2 次，则治疗可以恢复至 230mg/m^2 每日 1 次。如果既往剂量为 230mg/m^2 每日 1 次，则应终止治疗

药物	毒性	处置
氟马替尼	2 级胰腺炎	·第 1 次发生，停药观察，在恢复到 ≤ 1 级后，以相同剂量继续治疗 ·第 2 次发生，停药观察，在恢复到 ≤ 1 级后，降低 1 级剂量水平继续治疗 ·第 3 次发生或恢复到 ≤ 1 级的时间超过 28 天，终止治疗
	≥ 3 级胰腺炎	·第 1 次发生，停药观察，在恢复到 ≤ 1 级后，降低 1 级剂量水平继续治疗 ·第 2 次发生或恢复到 ≤ 1 级的时间超过 28 天，终止治疗
泊那替尼	1 级脂肪酶增高	考虑中断泊那替尼治疗直至消退，然后以相同剂量恢复治疗
	2 级脂肪酶增高或无症状放射性胰腺炎	中断泊那替尼直到 0 级或 1 级（小于 ULN 的 1.5 倍），然后以下一个较低剂量恢复治疗
	3 级脂肪酶增高或有症状的 3 级胰腺炎	中断泊那替尼直到症状完全消退，并在脂肪酶升高恢复到 0 级或 1 级后，再继续使用下一个低剂量
吉瑞替尼	胰腺炎症状	·中断吉瑞替尼治疗，直至胰腺炎症状消失 ·以吉瑞替尼降低后的剂量（80mg 或 120mg）重新开始治疗

4. 肺动脉高压

肺动脉高压是指海平面、静息状态下，经右心导管检查测定的肺动脉平均压（mPAP）≥ 25mmHg。

患者早期会出现呼吸困难、活动耐量下降、胸闷及乏力等症状，最终可进展为右心功能衰竭甚至死亡。

早在 2011 年 10 月，美国 FDA 即发布药物安全通知，警告使用达沙替尼存在肺动脉高压风险。肺动脉高压的发生与达沙替尼给药时间、累积剂量或日剂量无相关性，从开始用药到出现肺动脉高压的中位间隔时间 30 个月左右。停药后临床症状、运动耐量和血流动力学均有所改善，但是大多数病例并未完全正常化，并且需要针对肺动脉高压的特异性治疗。基于达沙替尼区别于其他酪氨酸激酶抑制剂的特征主要集中在对 Src 家族激酶的额外抑制作用，因而有研究猜测 Src 抑制参与了达沙替尼相关肺动脉高压的发生发展。此外也有观点认为达沙替尼治疗可能导致肺内皮损伤，减轻缺氧肺血管收缩反应，增加对肺动脉高压的易感性。

在开始达沙替尼治疗前，应评估患者是否有潜在心肺疾病的症状和体征。对开始治疗后产生呼吸困难和疲劳的患者应评估常见病因，包括胸腔积液、肺水肿、贫血或肺部浸润。达沙替尼诱导肺动脉高压的管理策略见图 5-1。在患者出现可疑肺动脉高压症状时，首先应进行无创检查，包括胸部 X 线片检查和 TTE 检查，进一步可采用右心导管检查确诊。虽然根据说明书建议，达沙替尼应该永久停用，但在停药后肺动脉高压完全消退的患者中，仍可以尝试采用较低剂量重新开始达沙替尼治疗。

怀疑肺动脉高压

· 在开始达沙替尼治疗前，应评估患者是否存在潜在的心肺疾病症状
· 如果接受达沙替尼治疗的 CML/Ph+ALL 患者在随访期间出现肺动脉高压和右心衰的体征或症状，则为疑似肺动脉高压

检查

· 胸部 X 线片、心电图、TTE（如果三尖瓣反流峰值速度在 2.9~3.4m/s 之间并伴有回声或者 > 3.4m/s），6 分钟步行测验、血气分析、血液学检查（包括 BNP 和 NT–pro BNP）、增强 CT、肺灌注扫描

肺动脉高压（是）　　　　　肺动脉高压（否）

· 右心导管 mPAP ≥ 25mmHg，PVR ≥ 3WU，PAWP ≤ 25mmHg，排除毛细血管前肺动脉高压的其他原因

· 考虑与肺动脉高压症状相似的其他常见原因
· 3 个月后采用 TTE 重新评估

是

初始管理

· 如果确认肺动脉高压，达沙替尼应永久停用（治疗 ≥ 2 年）；可以通过血液 RT–PCR 对 BCR–ABL1 进行密切监测，不启动任何酪氨酸激酶抑制剂
· 如果患者在达沙替尼治疗之下未达到完全的细胞遗传学反应或主要分子反应，则可采用其他酪氨酸激酶抑制剂替代治疗
· 必要时考虑针对肺动脉高压的特异性治疗

重新评估

· 一段时间后（如 3 个月）重新评估：TTE、6 分钟步行测验、BNP、NT–pro BNP；如果在停用达沙替尼之后肺动脉高压没有缓解，在之前未处置的情况下可以启动肺动脉高压的特异性治疗

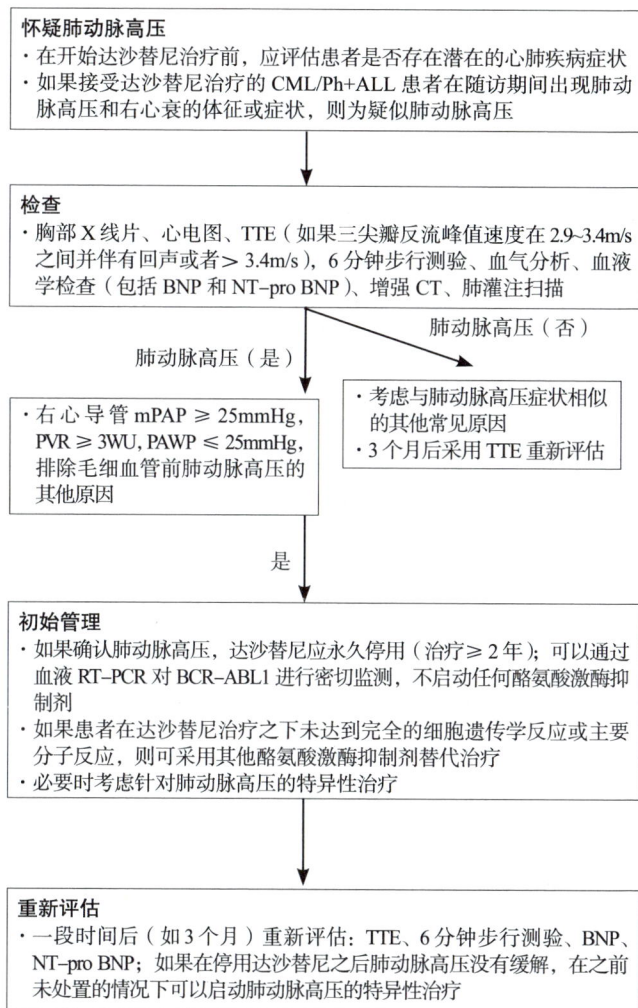

图 5-1　达沙替尼诱导肺动脉高压的管理策略

5. 第二原发恶性肿瘤

肿瘤本身诱导的免疫功能障碍、遗传风险因素或 BTK 抑制引发的先天免疫反应可能是 BTKi 导致第二原发恶性肿瘤（SPM）风险增加的原因。已知奥布替尼治疗的 B 细胞恶性肿瘤患者中，有 0.7% 的患者发生第二原发恶性肿瘤，包括急性髓系白血病（0.3%）和直肠癌复发（0.3%）。阿可替尼与泽布替尼常见皮肤癌，临床试验中泽布替尼基底细胞癌发病率为 5%，皮肤鳞状细胞癌发病率为 3.5%。伊布替尼临床研究中最常见的继发恶性肿瘤是非黑色素瘤皮肤癌（2%~13%）。预防皮肤癌的发生最主要的措施就是避免长时间日光暴露。除以上瘤种外，一项回顾性研究还发现，在接受伊布替尼或阿可替尼治疗的慢性淋巴细胞白血病患者中，肺癌、黑色素瘤和膀胱癌的发病率相对于一般人群有所增加。多变量分析提示吸烟与 SPM 风险增加相关，而较高的基线 CD8 计数与较低的 SPM 风险相关，提示癌症监测与早期筛查的重要性。

CAR-T 细胞治疗后第二肿瘤的发生与患者本身肿瘤易感基因和克隆性造血等高度相关，故 CAR-T 细胞治疗前可行肿瘤易感基因及克隆造血检测后评估 CAR-T 细胞疗效的风险和获益，然后再决定是否进行治疗；有风险的患者接受 CAR-T 细胞治疗期间应监测相关基因，以尽早发现继发肿瘤并及时处理。

6. 分化综合征

分化综合征（DS）与骨髓细胞快速增殖和分化相关，是一类主要以呼吸困难、肺浸润、胸膜和心包积液、不明原因发热、低血压、水肿和肾功能不全等系统性炎症反应系统（SIRS）样为特征的疾病。如果不接受治疗，可能危及生命或致死。引起 DS 的药物主要是吉瑞替尼与艾伏尼布。吉瑞替尼相关的 DS 最早出现在治疗开始后 1~82 天，并观察到伴有或不伴有白细胞增多症。艾伏尼布相关的临床试验中，19%（34/179）的复发性或难治性急性髓系白血病患者在治疗后发生 DS，其中 79% 的病例在治疗或暂停本品给药后恢复。DS 在开始艾伏尼布治疗的第 1~3 个月内发生，伴有或不伴有白细胞增多症。

如果疑似 DS，应予以地塞米松 10mg，每 12h 一次，静脉（IV）给药（或等剂量的替代口服或静脉注射皮质类固醇）治疗并检测血流动力学，直至症状缓解。皮质类固醇给药持续时间应至少持续 3 天，以避免提前停药引起的 DS 反复。如果再给予皮质类固醇治疗后仍存在严重的体征和（或）症状且持续超过 48h，则应停止吉瑞替尼治疗。当体征和症状改善至 2 级或者更低时，以相同的剂量重新开始药物治疗。

附录

附录一　收录药品汇总

（按汉语拼音排序）

阿基仑赛　　　　　　　　氟马替尼

阿可替尼　　　　　　　　吉瑞替尼

艾伏尼布　　　　　　　　利妥昔单抗

奥布替尼　　　　　　　　尼洛替尼

奥雷巴替尼　　　　　　　瑞基奥仑赛

奥妥珠单抗　　　　　　　维奈克拉

贝林妥欧单抗　　　　　　伊布替尼

泊那替尼　　　　　　　　伊马替尼

博舒替尼　　　　　　　　泽布替尼

达沙替尼　　　　　　　　泽沃基奥仑赛

附录二 常用词汇缩写

（按英文字母排序）

英文缩写	中文名称	英文名称
ABC	ATP 结合盒	ATP–Binding Cassette
ACEI	血管紧张素转换酶抑制剂	Angiotensin–Converting Enzyme Inhibitor
ADCC	抗体依赖的细胞介导的细胞毒性	Antibody Dependent Cell Mediated Cytotoxicity
AL	急性白血病	Acute Leukemia
ALL	急性淋巴细胞白血病	Acute Lymphoblastic Leukemia
ALT	丙氨酸氨基转移酶	Alanine Aminotransferase
AML	急性髓系白血病	Acute Myeloid Leukemia
AP	加速期	Accelerator Phase
ara–G	9–β–D– 阿拉伯呋喃糖基鸟嘌呤	9–β–D–Arabinofuranosyl Guanine
ARB	血管紧张素 II 受体拮抗剂	Angiotensin II Receptor Blocker
ARNI	血管紧张素受体脑啡肽酶抑制剂	Angiotensin Receptor–Neprilysin Inhibitor
ASM	侵袭性系统性肥大细胞增生症	Aggressive Systemic Mastocytosis
AST	天冬氨酸氨基转移酶	Aspartate Aminotransferase
BAL	双表型白血病	Biphenotypic Acute Leukemia
BC	急变期	Blastic Phase
BCL–2	B 淋巴细胞瘤 –2	B–Cell Lymphoma–2
BCRP	乳腺癌耐药蛋白	Breast Cancer Resistance Protein
BL	伯基特淋巴瘤	Burkitt Lymphoma
BLL	B 细胞淋巴母细胞淋巴瘤	B–Cell Lymphoblastic Lymphoma
B–NHL	B 细胞非霍奇金淋巴瘤	B–Cell Non–Hodgkin Lymphoma

英文缩写	中文名称	英文名称
BNP	B 型利钠肽	B–Type Natriuretic Peptide
BTK	布鲁顿酪氨酸激酶	Brutons Tyrosine Kinase
BTKi	BTK 抑制剂	Bruton's Tyrosine Kinase Inhibitor
CAD	冠状动脉疾病	Coronary Artery Disease
CaMK Ⅱ	钙调蛋白激酶Ⅱ	Calcium/Calmodulin–Dependent Protein Kinase Ⅱ
CAR	嵌合抗原受体	Chimeric Antigen Receptor
CAR–HEMATOTOX 评分	CAR–T 细胞治疗毒性评分	CAR–T Hematologic Toxicity Score
CAR–T	嵌合抗原受体 T 细胞疗法	Chimeric Antigen Receptor T–cell Therapy
CCB	二氢吡啶类钙通道阻滞剂	Calcinm Channel Blockers
Ccr	肌酐清除率	Creatinine Clearance
CDC	补体依赖性细胞溶解	Complement–Dependent Cytotoxicity
CEL	慢性嗜酸性粒细胞白血病	Chronic Eosinophilic Leukemia
CHOP	环磷酰胺、盐酸多柔比星、硫酸长春新碱和泼尼松	Cyclophosphamide Hydroxydauno–rubicin Oncovin and Prednisone
CL	慢性白血病	Chronic Leukemia
CLL	慢性淋巴细胞白血病	Chronic Lymphocytic Leukemia
CML	慢性粒细胞白血病	Chronic Myelogenous Leukemia
CML	慢性髓性白血病	Chronic Myelogenous Leukemia
CMV	巨细胞病毒	Cytomegalovirus
COVID–19	新型冠状病毒感染	Coronavirus Disease 2019
CP	慢性期	Chronic Phase
CRS	细胞因子释放综合征	Cytokine Release Syndrome
CSCO	中国临床肿瘤学会	Chinese Society of Clinical Oncology
CT	计算机断层扫描	Computed Tomography
CTCAE	不良事件通用术语标准	Common Terminology Criteria for Adverse Events

英文缩写	中文名称	英文名称
cTnI	肌钙蛋白 I	Cardiac Troponin I
cTnT	肌钙蛋白 T	Cardiac Troponin T
CTRCD	肿瘤治疗相关心脏功能不全	Cancer Therapyrelated Cardiac Dysfunction
CTR–CVT	肿瘤治疗相关心血管毒性	Cancer Therapyrelated Cardiovascular Toxicity
CVP	环磷酰胺、长春新碱和泼尼松	Cyclophosphamide Vincristine and Prednisone
CYP	细胞色素 P450 酶	Cytochrome P450
CYP3A4	细胞色素 P450 3A4 酶	Cytochrome P450 3A4
DBil	直接胆红素	Direct Bilirubin
DFSP	隆凸性皮肤纤维肉瘤	Dermatofibrosarcoma Protuberans
DILI	药物性肝损伤	Drug Induced Liver Injury
DLBCL	弥漫大 B 细胞性非霍奇金淋巴瘤	Diffuse Large B–Cell Lymphoma
DMARD	抗风湿药物	Disease–Modifying Antirheumatic Drug
DRESS	伴嗜酸性粒细胞增多和系统的药物反应	Drug Reaction with Eosinophilia and Systemic Symptoms
DS	分化综合征	Differentiation Syndrome
EBV	EB 病毒	Epstein–Barr Virus
ECG	心电图	Electrocardiogram
eGFR	估算肾小球滤过率	Estimated GFR
EMA	欧洲药品管理局	European Medicines Agency
EPO	促红细胞生成素	Erythropoietin
ESC	欧洲心脏病学会	European Society of Cardiology
FC	氟达拉滨和环磷酰胺	Fludarabine and Cyclophosphamide
FL	滤泡性淋巴瘤	Follicular Lymphoma
FLT3	FMS 样酪氨酸激酶 3	FMS–Like Tyrosine Kinease 3
美国 FDA	美国食品药品管理局	Food and Drug Administration

英文缩写	中文名称	英文名称
FN	发热性中性粒细胞减少	Febrile Neutropenia
G–CSF	粒细胞集落刺激因子	Granulocyte Colony Stimulating Factor
GIST	胃肠道间质瘤	Gastrointestinal Stromal Tumors
GPA	肉芽肿性多血管炎	Granulomatosis with Polyangiitis
GVHD	慢性移植物抗宿主病	Graft Versus–Host Disease
H₂RA	H₂ 受体拮抗剂	H₂ Receptor Antagonist
HBcAb	乙型肝炎核心抗体	Hepatitis B Core Antibody
HBsAg	乙型肝炎表面抗原	Hepatitis B Surface Antigen
HBV	乙型肝炎病毒	Hepatitis B Virus
HES	嗜酸性粒细胞增多综合征	Hypereosinophilic Syndrome
HLH	噬血细胞性淋巴细胞增多症	Hemophagocytic Lymphohistiocytosis
HMA	低甲基化药物	Hypomethylating Agents
HSV	单纯疱疹病毒	Herpes Simplex Virus
ICAHT	免疫效应细胞相关血液毒性	Immune Effector of Cell Associated Hemato Toxicity
ICANS	免疫效应细胞相关神经毒性综合征	Immune Effector Cell Associated Neurocyanosis Syndrome
IDH	异柠檬酸脱氢酶	Isocitrate Dehydrogenase
IDH1	异柠檬酸脱氢酶 –1	Isocitrate Dehydrogenase 1
IEC–HS	免疫效应细胞相关噬血细胞性淋巴组织细胞增生样综合征	Immune Effector Cell–Associated Hemophagocytic Lymphohistiocytosis–Like Syndrome
IL–1Ra	白细胞介素 –1 受体拮抗剂	Interleukin–1 Receptor Antagonist
IL–6	白细胞介素 –6	Interleukin–6
IVIG	静脉注射免疫球蛋白	Intravenous Immunoglobulin
LAAO	左心耳封堵术	Left Atrial Appendage Occlusion

英文缩写	中文名称	英文名称
LVEF	左心室射血分数	Left Ventricular Ejection Fraction
MAS	巨噬细胞活化综合征	Macrophage Activation Syndrome
MATE	多药及毒性化合物外排转运体	Multidrug and Toxic Compound Extrusion Transporter
MCL	套细胞淋巴瘤	Mantle Cell Lymphoma
MDS	骨髓增生异常综合征	Myelodysplastic Syndromes
MPA	显微镜下多血管炎	Microscopic Polyangiitis
mPAP	肺动脉平均压	Mean Pulmonary Arterial Pressure
MPD	骨髓增殖性疾病	Myeloproliferative Diseases
MRD	最小残留病	Minimal Residual Disease
MRI	磁共振成像	Magnetic Resonance Imaging
MZL	边缘区淋巴瘤	Marginal Zone Lymphoma
NCI	美国国立癌症研究所	National Cancer Institute
NHL	非霍奇金淋巴瘤	Non-Hodgkin Lymphoma
NMPA	国家药品监督管理局	National Medical Products Administration
NOACs	非维生素 K 拮抗剂口服抗凝药	Non-Vitamin K Antagonist Oral Anticoagulants
NSAIDs	非甾体抗炎药	Nonsteroidal Anti-inflammatory Drugs
NT-pro BNP	N 末端 B 型利钠肽前体	N-Terminal Pro-B-type Natriuretic Peptide
O_2	氧气	Oxygen
OATP	有机阴离子转运多肽	Organic Anion Transporting Polypeptides
P-CAB	钾离子竞争性酸阻滞剂	Potassium Ion Competitive Acid Blocker
PcP	肺孢子菌肺炎	Pneumocystis Pneumonia
PDGFR	血小板衍生生长因子受体	Platelet-Derived Growth Factor Receptors
PET/CT	正电子发射断层扫描 / 计算机断层扫描	Positron Emission Tomography/Computed Tomography

英文缩写	中文名称	英文名称
P-gp	P-糖蛋白	P-Glycoprotein
Ph+	费城染色体阳性	Philadelphia Chromosome +
PMBCL	原发纵隔大B细胞淋巴瘤	Primary Mediastinal Large B-Cell Lymphoma
PMDA	日本药品和医疗器械管理局	Pharmaceuticals and Medical Devices Agency
PML	进行性多灶性脑白质病	Progressive Multifocal Leuko-encephalopathy
PPI	质子泵抑制剂	Proton Pump Inhibitor
Q-Tc	校正的Q-T间期	Corrected Q-T Interval
RA	类风湿关节炎	Rheumatic Arthritis
rhIL-11	重组人白细胞介素-11	Recombinant Human Interl-eukin-11
rhTPO	重组人血小板生成素	Recombinant Human Thromb-opoietin
ROR	报告比值比法	Reporting Odds Ration
SGLT-2	钠-葡萄糖协同转运蛋白2	Sodium-Glucose Cotransporter 2
SJS	Stevens-Johnson综合征	Stevens-Johnson Syndrome
SLL	小淋巴细胞淋巴瘤	Small Lymphocytic Lymphoma
TBil	总胆红素	Total Bilirubin
TDM	治疗药物监测	Therapeutic Drug Monitoring
TKI	酪氨酸激酶抑制剂	Tyrosine Kinase Inhibitor
TLS	肿瘤溶解综合征	Tumor Lysis Syndrome
TNF	肿瘤坏死因子	Tumor Necrosis Factor
ULN	正常值上限	Upper Limit of Normal
VEGF	血管内皮生长因子	Vascular Endothelial Growth Factor
VKA	维生素K拮抗剂	Vitamin K Antagonists
VZV	水痘-带状疱疹病毒	Varicella-Zoster Virus
WM	华氏巨球蛋白血症	Waldenström Macroglobulinemia

参考文献

［1］中华人民共和国国家卫生健康委员会. 血液肿瘤治疗药物的临床应用——2022 版新型抗肿瘤药物临床应用指导原则（四）［J］. 中国合理用药探索，2023，20（7）：29-48.

［2］中华医学会血液学分会白血病淋巴瘤学组. 成人急性髓系白血病（非急性早幼粒细胞白血病）中国诊疗指南（2023 年版）［J］. 中华血液学杂志，2023，44（9）：705-712.

［3］中国抗癌协会血液肿瘤专业委员会，中华医学会血液学分会白血病淋巴瘤学组. 中国成人急性淋巴细胞白血病诊断与治疗指南（2024 年版）［J］. 中华血液学杂志，2024，45（5）：417-429.

［4］中华医学会血液学分会白血病淋巴瘤学组. 中国复发难治性急性髓系白血病诊疗指南（2023 年版）［J］. 中华血液学杂志，2023，44（9）：713-716.

［5］中华医学会血液学分会. 慢性髓性白血病中国诊断与治疗指南（2020 年版）［J］. 中华血液学杂志，2020，41（5）：353-364.

［6］中华医学会血液学分会白血病淋巴瘤学组. 慢性粒 - 单核细胞白血病诊断与治疗中国指南（2021 年版）［J］. 中华血液学杂志，2021，42（1）：5-9.

[7] 中国抗癌协会血液肿瘤专业委员会，中华医学会血液学分会，中国慢性淋巴细胞白血病工作组. 中国慢性淋巴细胞白血病 / 小淋巴细胞淋巴瘤的诊断与治疗指南（2022年版）[J]. 中华血液学杂志，2022，43（5）：353-358.

[8] 王泽川，黄月琴. 急性髓系白血病靶向药物治疗新进展[J]. 国际医药卫生导报，2023，29（8）：1045-1048.

[9] 王圣勇，候雪婷，顾培馨，等. 急性髓系白血病靶向治疗药物的研究进展[J]. 中国医药导报，2024，21（9）：67-70.

[10] 张雨辰，杜欣. 2021年血液肿瘤分子靶向治疗研究进展[J]. 循证医学，2022，（1）：22.

[11]《长三角基于药品快速评估的新型抗肿瘤药物临时采购专家共识》专家组，张剑萍，杨全军，等. 长三角基于药品快速评估的新型抗肿瘤药物临时采购专家共识[J]. 中国药业，2023，32（11）：1-8.

[12] 中国医药教育协会高警示药品管理专业委员会，中国药学会医院药学专业委员会，中国药理学会药源性疾病学专业委员会. 中国高警示药品临床使用与管理专家共识（2017）[J]. 药物不良反应杂志，2017，19（6）：409-413.

[13] Sharom F. J. The P-glycoprotein multidrug transporter [J]. Essays Biochem, 2011, 50（1）：161-178.

[14] Yu H, Steeghs N, Nijenhuis CM, et al. Practical guidelines for therapeutic drug monitoring of anticancer tyrosine kinase inhibitors: focus on the pharmacokinetic targets [J]. Clin Pharmacokinet, 2014, 53（4）：305-325.

[15] Verheijen RB, Yu H, Schellens JHM, et al. Practical

Recommendations for Therapeutic Drug Monitoring of Kinase Inhibitors in Oncology [J]. Clin Pharmacol Ther, 2017, 102 (5): 765-776.

[16] Clarke WA, Chatelut E, Fotoohi AK, et al. Therapeutic drug monitoring in oncology: International Association of Therapeutic Drug Monitoring and Clinical Toxicology consensus guidelines for imatinib therapy [J]. Eur J Cancer, 2021, 157: 428-440.

[17] 中国抗癌协会临床化疗专业委员会, 中国抗癌协会肿瘤支持治疗专业委员会. 中国肿瘤化疗导致的中性粒细胞减少诊治专家共识（2023版）[J]. 中华肿瘤杂志, 2023, 45 (7): 575-583.

[18] 中国临床肿瘤学会指南工作委员会, 中国临床肿瘤学会（CSCO）. 肿瘤治疗所致血小板减少症诊疗指南2024 [M]. 北京: 人民卫生出版社, 2024.

[19] 中国临床肿瘤学会指南工作委员会, 中国临床肿瘤学会（CSCO）. 肿瘤相关性贫血临床实践指南2024 [M]. 北京: 人民卫生出版社, 2024.

[20] 中国临床肿瘤学会指南工作委员会, 中国临床肿瘤学会（CSCO）. 抗肿瘤治疗相关恶心呕吐预防和治疗指南2019 [M]. 北京: 人民卫生出版社, 2019.

[21] 中国临床肿瘤学会指南工作委员会, 中国临床肿瘤学会（CSCO）. 肿瘤心脏病学临床实践指南2023 [M]. 北京: 人民卫生出版社, 2023.

[22] 中国高血压防治指南修订委员会, 高血压联盟（中国）中华医学会心血管疾病分会, 中国医师协会高血压专

业委员会，等．中国高血压防治指南（2018 年修订版）［J］．中国心血管杂志，2019，24（1）：24–56.

［23］Williams B，Mancia G，Spiering W，et al．2018 ESC/ESH Guidelines for the management of arterial hypertension［J］．Eur Heart J，2018，36（33）：3021–3104.

［24］Potpara T，Romiti GF，Sohns C．The 2024 European Society of Cardiology Guidelines for Diagnosis and Management of Atrial Fibrillation：A Viewpoint from a Practicing Clinician's Perspective［J］．Thromb Haemost，2024，124（12）：1087–1094.

［25］中国抗癌协会整合肿瘤心脏病学分会专家组．恶性肿瘤患者血脂管理中国专家共识［J］．中华肿瘤杂志，2021，43（10）：1043–1053.

［26］中国血脂管理指南修订联合专家委员会．中国血脂管理指南（2023 年）［J］．中国循环杂志，2023，38（3）：237–271.

［27］Song Z，Jiang D，Yu L，et al．Evidence–based expert consensus on clinical management of safety of Bruton's tyrosine kinase inhibitors（2024）［J］．Chin J Cancer Res，2024，36（3）：240–256.

［28］Streiff MB，Holmstrom B，Angelini D，et al．Cancer–Associated Venous Thromboembolic Disease，Version 2.2024，NCCN Clinical Practice Guidelines in Oncology［J］．J Natl Compr Canc Netw，2024，22（7）：483–506.

［29］中国临床肿瘤学会指南工作委员会，中国临床肿瘤学会（CSCO）．肿瘤患者静脉血栓防治指南 2024［M］．北京：

人民卫生出版社，2024.

［30］王珂，尹列芬，杨欢. 酪氨酸激酶抑制剂治疗慢性粒细胞白血病的不良反应及处理的研究进展［J］. 实用药物与临床，2022，25（1）：87-91.

［31］上海市医学会皮肤性病学分会，上海市医学会肿瘤靶分子专科分会. 抗肿瘤药物相关皮肤不良反应管理专家共识［J］. 中华皮肤科杂志，2023，56（10）：907-919.

［32］中华医学会血液学分会感染学组，中华医学会血液学分会淋巴细胞疾病学组，中国临床肿瘤学会（CSCO）抗淋巴瘤联盟. 血液肿瘤免疫及靶向药物治疗相关性感染预防及诊治中国专家共识（2021年版）［J］. 中华血液学杂志，2021，42（9）：717-727.

［33］Baden LR，Swaminathan S，Almyroudis NG，et al. Prevention and Treatment of Cancer-Related Infections，Version 3. 2024，NCCN Clinical Practice Guidelines in Oncology［J］. J Natl Compr Canc Netw，2024，22（9）：617-644.

［34］中国临床肿瘤学会指南工作委员会，中国临床肿瘤学会（CSCO）. CAR-T细胞治疗恶性血液病及免疫靶向治疗相关感染管理指南2023［M］. 北京：人民卫生出版社，2023.

［35］中国临床肿瘤学会指南工作委员会，中国临床肿瘤学会（CSCO）. CAR-T细胞治疗恶性血液病指南2024［M］. 北京：人民卫生出版社，2024.

［36］Özgür Yurttaş N，Eşkazan AE. Dasatinib-induced pulmonary arterial hypertension［J］. Br J Clin Pharmacol，2018，84（5）：835-845.